Aissam Chibane

Cirurgia para neoplasia neuroendócrina digestiva

Aissam Chibane

Cirurgia para neoplasia neuroendócrina digestiva

ScienciaScripts

Imprint

Cover image: www.ingimage.com

This book is a translation from the original published under ISBN 978-620-6-71595-5.

Publisher:
Sciencia Scripts
is a trademark of
Dodo Books Indian Ocean Ltd. and OmniScriptum S.R.L publishing group

120 High Road, East Finchley, London, N2 9ED, United Kingdom
Str. Armeneasca 28/1, office 1, Chisinau MD-2012, Republic of Moldova, Europe
Printed at: see last page
ISBN: 978-620-7-80063-6

Índice

Preâmbulo 2

I. Capítulo 1: Introdução e fundamentos teóricos 3

I.1 HISTÓRIA DA TNE : 3

I.2 INTRODUÇÃO : 5

I.3 ENQUADRAMENTO TEÓRICO : 6

I.4 DIAGNÓSTICO E AVALIAÇÃO PRÉ-OPERATÓRIA DA NNE DIGITAL : ... 23

I.5 Cirurgia NNED 31

I.6 Indicações cirúrgicas : 33

I.7 Abordagem multidisciplinar da gestão das NNED : 49

Preâmbulo

Neste trabalho, quisemos manter um carácter prático mesmo na introdução do problema e na revisão da literatura para clarificar os fundamentos teóricos do assunto.

Não é nossa intenção esgotar o assunto ou resolver todos os problemas que a neoplasia neuroendócrina digestiva ainda coloca.

Este estudo não diminui de forma alguma o interesse de uma apresentação resolutamente técnica; por outro lado, continuará a ser útil para jovens estudantes de medicina, mesmo que seja proposto a especialistas.

De facto, tivemos a coragem de abandonar os paradigmas rotineiros das apresentações habituais e, embora tenhamos tomado emprestado material de uma literatura abundante, oferecemos uma descrição rejuvenescida, que tem em conta as referências mais recentes. Isto é particularmente notório na apresentação das indicações cirúrgicas e nas páginas dedicadas às proposições ou ênfases relativas. A complexa interação das particularidades é estudada com cuidado, por mais breve que seja: uma simples passagem no capítulo de discussão pode iniciar uma investigação mais aprofundada. Ao mesmo tempo, as frases utilizadas como exemplos deixam ao leitor a liberdade de criticar a análise se assim o entender.

Ao estudarmos o aspeto cirúrgico da neoplasia neuroendócrina, contribuímos com este documento para a faculdade de medicina de Argel e oferecemos assim aos profissionais da área um novo recurso de consulta.

I. Capítulo 1: Introdução e fundamentos teóricos

I.1 HISTÓRIA DA TNE :

"Uma história de cooperação internacional

Em 1870, o médico alemão Heidenhain descreveu células do intestino e chamou-lhes células cromafins, devido à sua capacidade de se tornarem castanhas quando tratadas com sais crómicos. Em 1888, o seu compatriota Lu-Barsch (Figura 1-a) descreveu, provavelmente pela primeira vez, vários pequenos tumores no íleo de 2 doentes aquando da autópsia (1). Mais tarde, o médico russo Kultschitzky (figura 1-b) descreveu-os como células basigranulares acidófilas. Estas células podem ser identificadas por coloração com sais de crómio e prata e são por isso chamadas células enterocromafins, devido à sua afinidade pelos sais de prata(2).

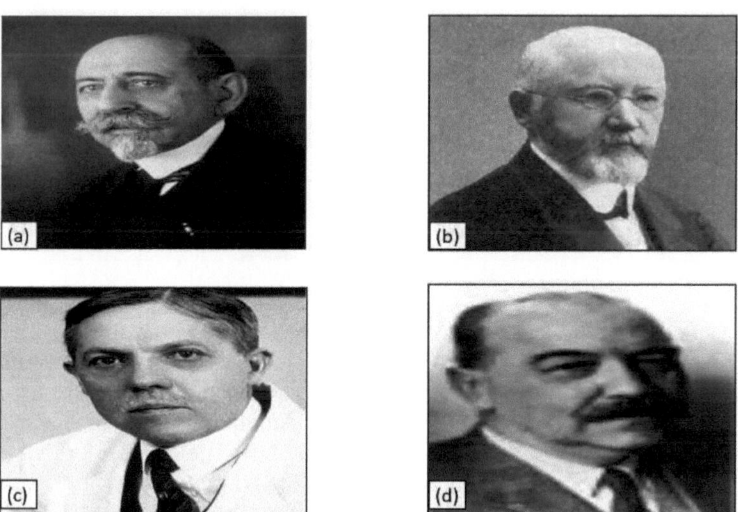

Figura 1: (a) Lubarsch, (b) Kultschitzky, (c) Masson e (d) Feyrter

Em 1914, Pierre Masson (figura 1-c), um patologista canadiano, mostrou que algumas destas células eram argentafinas, capazes de migrar dos plexos nervosos, de se diferenciar e de segregar substâncias(3). Em 1954, o patologista austríaco Feyrter (figura 1-d) isolou um sistema celular difuso cujos elementos se encontram dispersos quase individualmente no epitélio de revestimento excretor do pâncreas: um sistema com o valor de um órgão dentro de outro órgão, cada um deles dotado de funções diferentes (4).

A primeira grande série de NNE foi descrita em 1961 pelo americano Moertel (Figura 2-a), que relatou 203 pacientes, com uma incidência de 0,65% na autópsia. O autor observou também que estes tumores se localizavam mais frequentemente a nível distal ao longo do intestino delgado e que cerca de 50% dos tumores com 1 a 2 cm metastizavam (5). O seu artigo clássico de 1987 "An odyssey into the land of small tumours" actualizou esta série e descreveu 183 doentes que foram submetidos a ressecção cirúrgica (6). Embora 80% dos doentes estivessem livres da doença aos 5 anos, no seguimento a longo prazo, até 25 anos, apenas 23% não tinham recidivado. Moertel foi também um dos primeiros a adotar os análogos da somatostatina para alívio sintomático e a quimioterapia para a doença metastática (7).

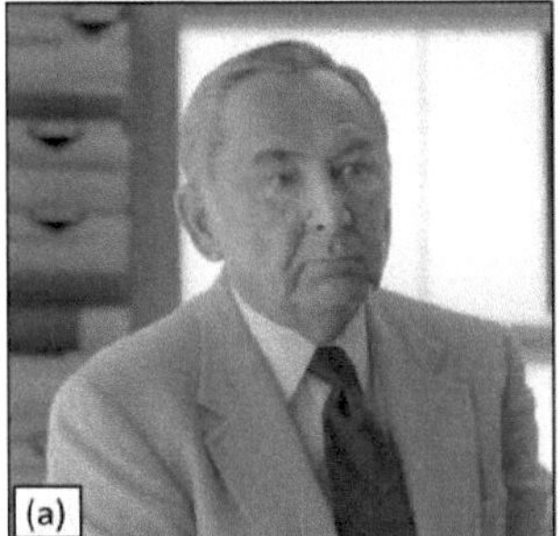

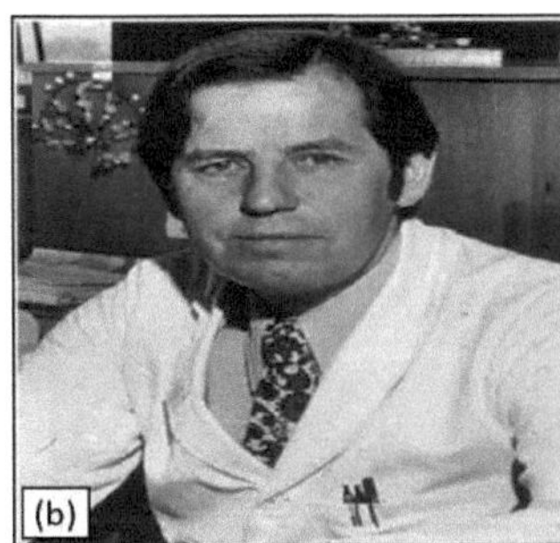

Figura 2: (a) Moertel e (b) Anthony Guy Everson

Em 1966, o histologista britânico Anthony Guy Everson (figura 2-b) demonstrou que as células claras têm propriedades químicas particuladas (captação de precursores de aminas e descarboxilação) e agrupou-as num conjunto designado por sistema APUD (8). Atualmente, sabemos que nem todas as células endócrinas activas captam aminas, pelo que é preferível a designação de sistema neuroendócrino difuso (SND).

I.2 INTRODUÇÃO :

A neoplasia neuroendócrina digestiva (DNEN) é um grupo muito heterogéneo de tumores que se desenvolvem a partir de células neuroendócrinas do sistema digestivo. As células neuroendócrinas são células especializadas com a capacidade de produzir hormonas e/ou neurotransmissores e estão envolvidas na regulação de várias funções fisiológicas. As NETs são classificadas de acordo com o seu grau histológico, estádio do tumor e capacidade de secreção. Existem duas categorias principais de NETs: os tumores neuroendócrinos (NETs), que são bem diferenciados, e os carcinomas neuroendócrinos (NECs), que são pouco diferenciados. As NETs são geralmente de crescimento lento e têm um bom prognóstico, enquanto os NECs são de crescimento rápido e têm um mau prognóstico. As NNE podem ser assintomáticas ou manifestar-se como uma síndrome de massa mecânica ou síndromes secretoras ligadas à secreção hormonal. O diagnóstico baseia-se em exames imagiológicos, biópsia e ensaios de marcadores séricos. O tratamento depende do tipo, da localização, do estádio e da atividade secretora do tumor. Pode envolver cirurgia, embolização, radioterapia, quimioterapia, análogos da somatostatina, terapias direccionadas ou radiopeptídeos (9,10).

I.3 ENQUADRAMENTO TEÓRICO :

A principal função do trato gastrointestinal é fornecer nutrientes ao nosso corpo através dos processos de ingestão, motilidade, secreção, digestão e absorção; isto ocorre através de uma coordenação complexa de processos digestivos que são regulados pelos sistemas endócrino e nervoso intrínseco. Embora o sistema nervoso influencie muitos processos digestivos, o trato gastrointestinal é o maior órgão endócrino do corpo humano e produz muitos mediadores que desempenham um papel essencial na regulação das funções do trato gastrointestinal (11).

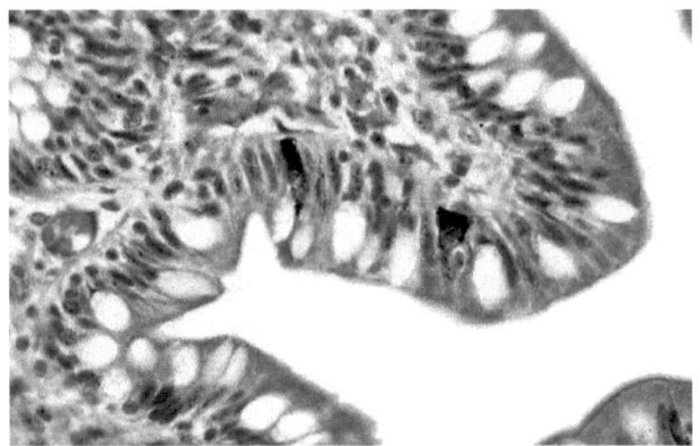

Figura 3: Vilosidade intestinal (12)

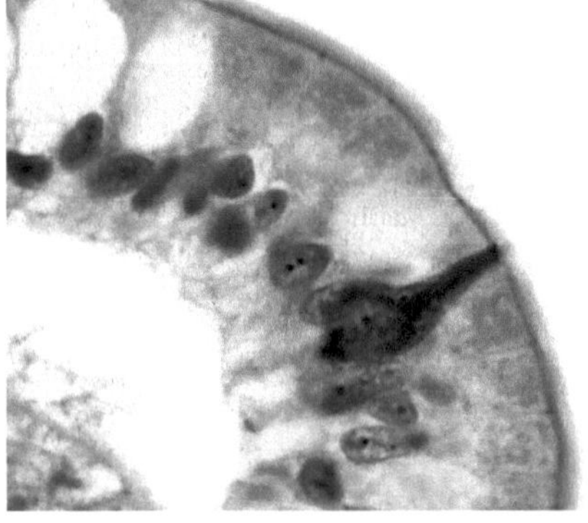

Figura 4: Célula de argentafina (12)

I.3.1 Anatomia e fisiologia do sistema neuroendócrino :

1.3.1.1 A célula neuroendócrina CNN :

Uma célula neuroendócrina (CNE) é uma célula que recebe estímulos neuronais (neurotransmissores libertados por células nervosas ou células neurosecretoras) e, em resultado desses estímulos, liberta moléculas de mensagem (hormonas) na corrente sanguínea. As células neuroendócrinas são semelhantes aos neurónios, mas também produzem hormonas da mesma forma que as células do sistema endócrino (células endócrinas). (11)

1.3.1.2 Hormonas gastrointestinais :

As hormonas gastrointestinais são classificadas como endócrinas, parácrinas ou neurócrinas, dependendo da forma como a molécula é entregue à(s) sua(s) célula(s) alvo. As hormonas endócrinas são segregadas pelas células endócrinas diretamente na corrente sanguínea, passando da circulação portal para a circulação sistémica, antes de serem entregues às células-alvo com a especificidade do recetor hormonal. As cinco hormonas gastrointestinais descritas como endócrinas são a gastrina, a colecistoquinina (CCK), a secretina, o péptido insulinotrópico dependente da glucose (GIP) e a motilina. As células enteroendócrinas também segregam hormonas parácrinas, mas estas difundem-se no espaço extracelular para atuar localmente nos tecidos-alvo e não entram na circulação sistémica. Dois exemplos de hormonas parácrinas são a somatostatina e a histamina. Além disso, algumas hormonas podem funcionar através de uma combinação de mecanismos endócrinos e parácrinos. Estas hormonas são o péptido-1 semelhante ao glucagon (GLP-1), o polipéptido pancreático e o péptido YY. Por último, as hormonas neurocrinas são segregadas pelos neurónios pós-ganglionares não colinérgicos do sistema nervoso entérico. Três hormonas neurocrinas com importantes funções fisiológicas no intestino são o péptido intestinal vasoativo (VIP), o péptido libertador de gastrina (GRP) e as encefalinas(12).

1.3.1.3 Células enteroendócrinas especializadas :

Estas hormonas gastrointestinais são sintetizadas nas células enteroendócrinas da mucosa do trato gastrointestinal, que são células epiteliais especializadas derivadas de células estaminais endodérmicas situadas na base das criptas intestinais. Estas células encontram-se dispersas por toda a mucosa gastrointestinal, distribuídas entre as células epiteliais desde o eosófago até ao reto. Além disso, estas células enteroendócrinas possuem grânulos contendo hormonas concentrados na membrana basolateral adjacente aos capilares, que segregam as suas hormonas por exocitose em resposta a uma vasta gama de estímulos relacionados com a ingestão de alimentos. Estes estímulos incluem pequenos péptidos, aminoácidos, ácidos gordos, glucose oral, distensão de órgãos e estimulação vagal (13).

As células G segregam gastrina no antro do estômago e no duodeno em resposta à presença de produtos de degradação da digestão proteica (tais como aminoácidos e pequenos péptidos), à distensão pela alimentação e à estimulação do nervo vago pelo GRP. Mais especificamente, a fenilalanina e o triptofano são os mais potentes estimuladores da secreção de gastrina entre os produtos da digestão proteica(11). A CCK é segregada pelas células I do duodeno e do jejuno em resposta a ácidos e monoglicéridos (mas não a triglicéridos), bem como à presença de produtos da digestão proteica. A secretina é segregada pelas células S do duodeno em resposta ao H+ e aos ácidos gordos presentes no lúmen. Mais especificamente, um pH inferior a 4,5 assinala a chegada do conteúdo gástrico, o que inicia a libertação de secretina. O GIP é segregado pelas células K do duodeno e do jejuno em resposta à glicose, aos aminoácidos e aos ácidos gordos. A GIP é a única hormona gastrointestinal que responde a todos os três tipos de macronutrientes, e estudos mais recentes sugerem que as alterações na osmolaridade intraluminal podem ser o que estimula a secreção de GIP (14).

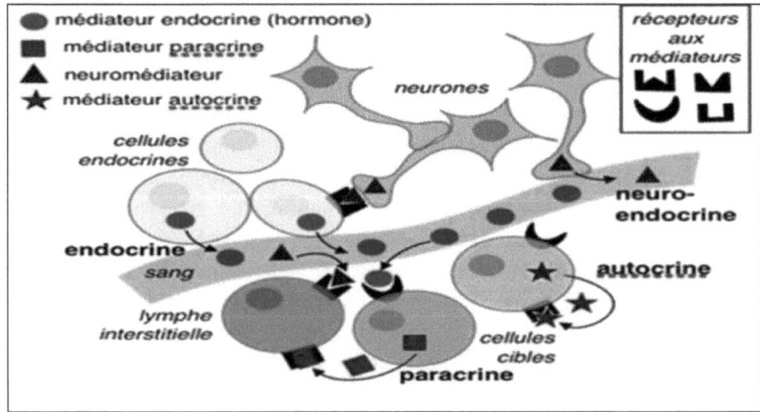

Figura 3:Célula neuroendócrina

I.3.1.4 Localização das CNNs no corpo :

As células neuroendócrinas encontram-se em quase todo o corpo. Encontram-se principalmente espalhadas pelo trato digestivo (no intestino delgado, reto, estômago, cólon, esófago e apêndice), vesícula biliar, pâncreas (ilhéus pancreáticos) e tiroide (células C). As células neuroendócrinas também se encontram habitualmente nos pulmões ou nas vias respiratórias no interior dos pulmões (brônquios), bem como nas vias respiratórias da cabeça e do pescoço. As células neuroendócrinas dispersas por todos estes órgãos são frequentemente designadas por sistema neuroendócrino difuso. A glândula pituitária, as glândulas paratiróides e a camada interna da glândula suprarrenal (glândula medulo-adrenal) são quase todas compostas por células neuroendócrinas. Outros locais onde se encontram células neuroendócrinas incluem o timo, os rins, o fígado, a próstata, a pele, o colo do útero, os ovários e os testículos (15).

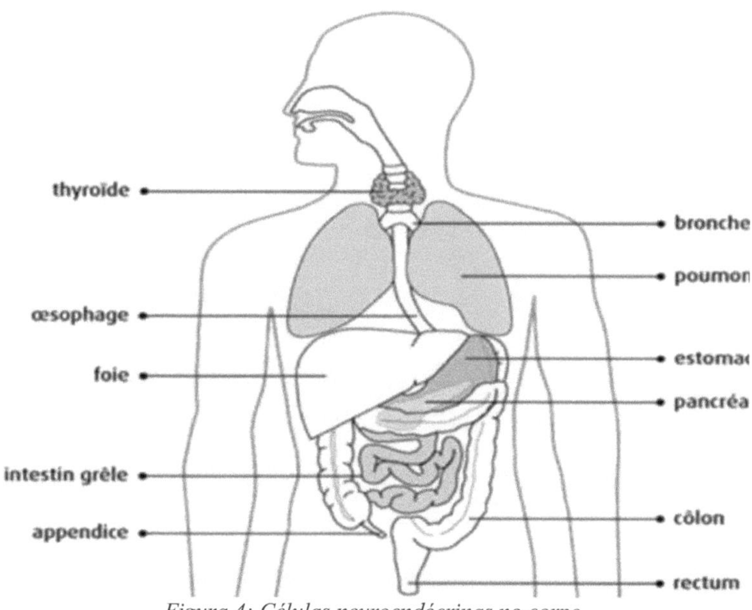

Figura 4: Células neuroendócrinas no corpo

I.3.2 Classificações da NNED :

A classificação dos NNE digestivos evoluiu ao longo dos anos para melhor refletir a sua heterogeneidade clínica e biológica. São classificados de acordo com a sua origem anatómica, grau histológico, diferenciação e capacidade secretora.

I.3.2.1 Por origem anatómica :

As NNE digestivas dividem-se em dois grupos principais: NNE do trato gastroenteropancreático (GEP) e NNE do cólon-reto. As NNE do trato GEP são as mais comuns, representando cerca de 70% dos casos. Podem estar localizadas no estômago, duodeno, jejuno, íleo, apêndice, pâncreas ou fígado. Os NNE do cólon-reto são menos comuns, representando cerca de 15% dos casos. Localizam-se principalmente no reto, mas podem também envolver o cólon ascendente, transverso ou descendente (16). Esta divisão tem uma explicação embriológica que tem em conta a origem embrionária de cada segmento do trato digestivo.

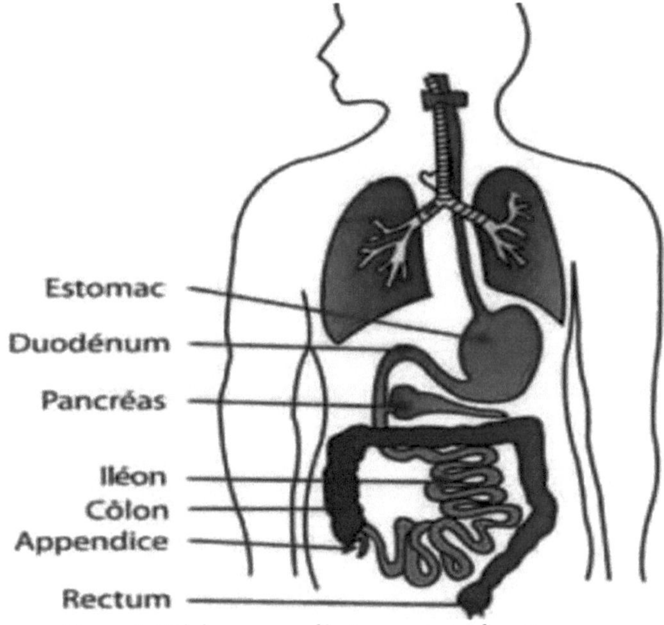

Figura 5: Células neuroendócrinas no trato digestivo

I.3.2.2 De acordo com a origem embriológica :

Tumores do intestino anterior NNE: surgem do intestino anterior primitivo, que inclui o esófago, o estômago, o duodeno proximal, o pâncreas proximal, o trato respiratório superior e a tiroide. Os tumores desta categoria incluem os tumores brônquicos, gástricos, duodenais e pancreáticos. Tendem a ser bem diferenciados e podem estar associados a síndromas clínicos específicos, como a síndrome de Zollinger-Ellison para as NET gástricas e a síndrome de von Hippel-Lindau para as NET pancreáticas (16).

NNE **do intestino médio: surgem a** partir do intestino médio primitivo, que inclui o duodeno distal, o íleo, o jejuno, o cólon ascendente e transverso e o apêndice. Os tumores desta categoria incluem os tumores do apêndice, do íleo e do jejuno. São frequentemente menos diferenciados do que as NET do intestino anterior, mas têm uma forte tendência para segregar hormonas, o que leva a sintomas característicos como a síndrome carcinoide (16).

NETs do **intestino grosso**: surgem do intestino grosso embrionário, incluindo o cólon descendente, o cólon sigmoide, o reto, a bexiga, a glândula tiroide inferior e a glândula paratiroide inferior. Esta categoria inclui as cólicas distais e rectais. São frequentemente não funcionais e podem ser menos diferenciadas do que as NETs do intestino anterior (17).

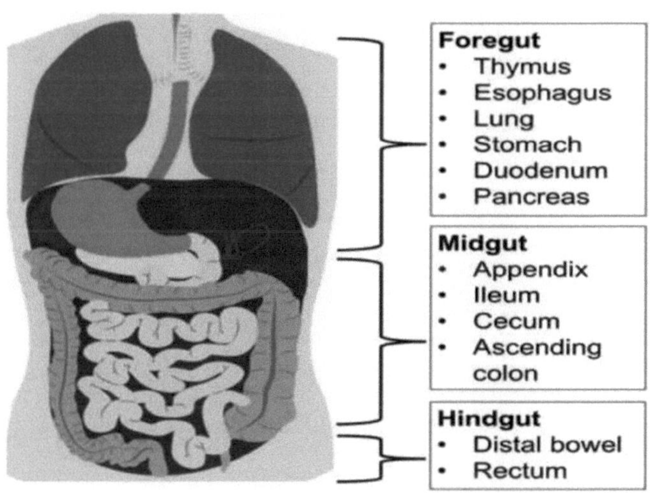

Figura 6: Origem embriológica das NNEDs

I.3.2.3Diferenciação :

1.3.2.3.1 Tumores bem diferenciados :

Os tumores bem diferenciados incluem os tumores neuroendócrinos, que são geralmente de baixo grau e pouco agressivos. São classificados de acordo com o seu grau histológico, tal como descrito no capítulo anterior, e também de acordo com a sua localização anatómica, em particular o apêndice, o estômago, o intestino delgado, o cólon e o reto (18).

1.3.2.3.2 Tumores pouco diferenciados :

Os tumores pouco diferenciados, também conhecidos como carcinomas neuroendócrinos, são mais agressivos e tendem a apresentar uma elevada proliferação celular. São classificados de acordo com o seu componente celular e natureza como carcinomas de grandes ou pequenas células (18).

1.3.2.3.3 Tumores mistos :

Os tumores mistos incluem componentes neuroendócrinos bem diferenciados ou pouco diferenciados e outro contingente adenomatoso ou adenocarcinomatoso, o que pode complicar a sua classificação e tratamento (18).

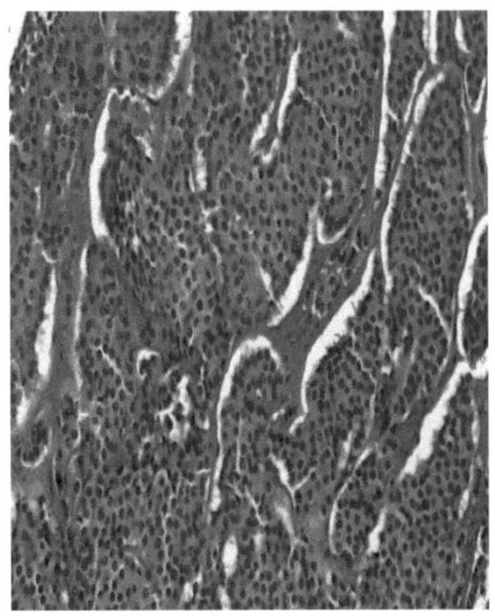

Figura 7: NET bem diferenciada (20)

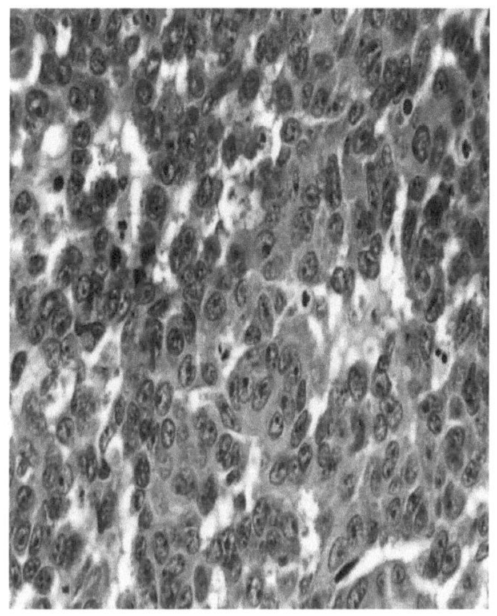

Figura 8: Rede pouco diferenciada (20)

I.3.2.4 Dependendo do grau histológico :

Os NNE digestivos são classificados de acordo com a classificação da Organização Mundial de Saúde (OMS) de 2017, que está a ser renovada em 2019, com base na taxa de proliferação celular medida pelo índice mitótico ou pela percentagem de células que expressam a proteína Ki-67. Esta classificação distingue três graus: G1 (bem diferenciado, de baixo grau), G2 (bem diferenciado, de grau intermédio) e G3 (pouco diferenciado, de alto grau). O grau histológico é um importante fator de prognóstico, influenciando a escolha do tratamento e o seguimento do doente (18).

Tabela 1: Classificação histopronóstica da NNED (19)

	Ki67 (%)	Indice mitotique (mitoses pour 10 grands champs)
Grade 1	< 3	< 2
Grade 2	3-20	2-20
Grade 3	> 20	> 20

	Grade	Différenciation
Tumeur neuroendocrine G1	G 1	Bien différenciée
Tumeur neuroendocrine G2	G 2	Bien différenciée
Tumeur neuroendocrine G3	G 3	Bien différenciée
Carcinome neuroendocrine		Peu différenciée
Néoplasie mixte neuroendocrine - non neuroendocrine (MiNEN)	Tous grades	Association d'un contingent neuroendocrine et d'un contingent non-neuroendocrine

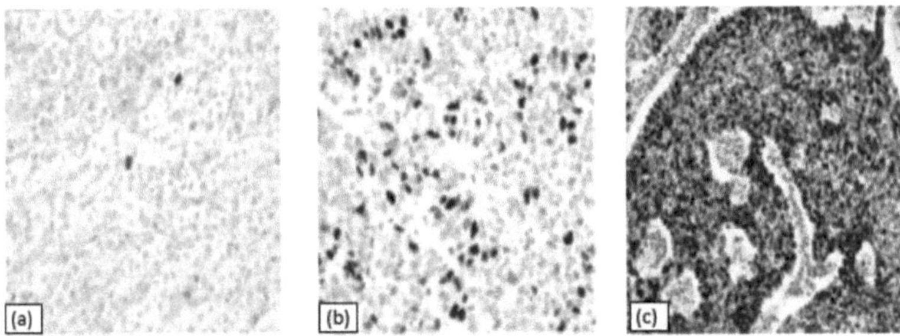

Figura 9:(a) TNEgrau 1, (b) TNEgrau 2, (c) TNEgrau 3

Em 2022, a classificação das NNE digestivas foi actualizada pela OMS, utilizando o mesmo sistema de classificação que a anterior, com a introdução de uma série de modificações, principalmente no que diz respeito aos biomarcadores de diagnóstico, prognóstico e terapêutica(20-22). O diagnóstico diferencial entre as NCT do G3 bem diferenciadas e as NEC é por vezes complicado, razão pela qual os autores desta classificação propuseram a utilização de biomarcadores imuno-histoquímicos que poderiam ajudar a distinguir estas duas categorias. Estes biomarcadores incluem a menina, DAXX e ATRX para o pâncreas, e p53 e Rb para os outros órgãos. Quando confrontados com metástases inaugurais de NNE sem primário conhecido, a última classificação da OMS propõe a utilização de determinados factores de transcrição na IHC, que apontam para a origem do primário, tais como TTF1 para NNE pulmonar; CDX2 e serotonina para NNE intestinal; PDX1, ISL1, DAXX/ATRX para NNE pancreático (23). As pancitoqueratinas (CK), não limitadas às CK7 e CK20, permitem geralmente excluir a possibilidade de um paraganglioma ou feocromocitoma se forem negativas. Nesta nova versão, foram introduzidas algumas alterações na terminologia relativa a pequenas lesões pancreáticas < 0,5 cm; estas eram anteriormente designadas por "microadenomas", mas a classificação atual recomenda a utilização do termo "microtumores neuroendócrinos", uma vez que estes podem dar origem a metástases linfonodais. Um outro conceito foi atualizado: os tumores anficrinos foram excluídos da categoria MINEN (24).

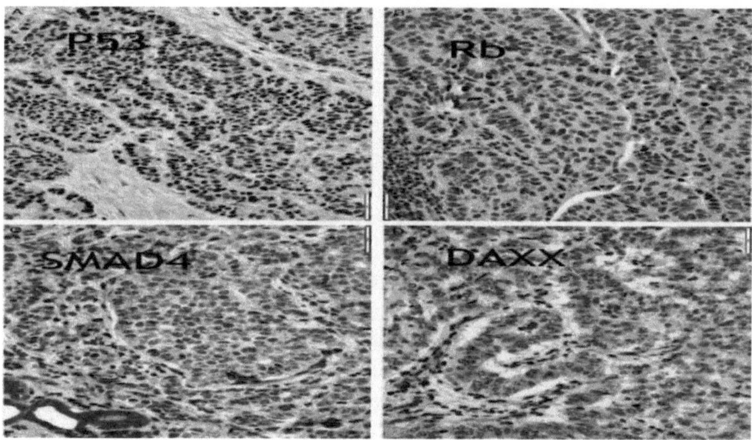

Figura 10: Marcadores de distinção entre CNE (em cima) e G3 NET (em baixo)

I.3.2.5De acordo com o poder de secreção :

As NNE digestivas são classificadas como funcionais ou não funcionais. As NNE funcionais são as que produzem sintomas clínicos relacionados com a secreção excessiva de hormonas ou péptidos pelas células tumorais. As NNE não funcionais são aquelas que não produzem sintomas hormonais específicos, mas podem causar manifestações locais ou metastáticas. As NET funcionais são mais raras do que as NET não funcionais, representando cerca de 20% dos casos (25). As síndromes clínicas mais comuns associadas às NETs funcionais são a síndrome carcinoide, a síndrome de Zollinger-Ellison, a síndrome de Verner-Morrison e o insulinoma (17,26).

Tabela 2: Síndromes hormonais associadas a tumores neuroendócrinos pancreáticos(19)

Hormone	Signes cliniques	Signes biologiques
Insuline	Tremblements, sueurs, palpitations, céphalées, confusion, flou visuel, amnésie, aggravation à jeun	↓ Glycémie ↑ Insulinémie ↑ Pro-insulinémie ↑ Peptide C
Gastrine	Ulcères et œsophagite peptiques, hémorragie digestive haute, diarrhée	↑ Gastrinémie à jeun ↑ Débit acide basal Test à la sécrétine
Glucagon	Diabète, érythème nécrolytique migrateur, diarrhée, perte de poids, phlébite, troubles visuels	↑ Glucagononémie ↑ Glycémie Anémie
Peptide vasointestinal	Douleurs abdominales diarrhée aqueuse, perte de poids, déshydratation	↑ VIP ↓ Kaliémie Acidose métabolique

I.3.2.6 De acordo com o perfil molecular :

Os recentes avanços na caraterização molecular dos NNE digestivos permitiram uma melhor compreensão da sua heterogeneidade e a identificação de novos alvos terapêuticos. As classificações moleculares visam agrupar os tumores de acordo com as suas alterações genéticas, o seu perfil de expressão genética e as vias de sinalização afectadas (18).

Perfil genético :

Algumas NNE digestivas apresentam mutações específicas, como as mutações no gene da DNA metil etil transferase 3A (DNMT3A) e as mutações no gene da reatividade à isoniazida A (ARID1A), que podem influenciar a resposta terapêutica (18).

Expressão genética :

A análise da expressão genética identificou subgrupos de NNE com assinaturas moleculares distintas, que também podem ter implicações prognósticas e terapêuticas (18).

Expressão sindrómica da predisposição :

Cerca de 5% das NETs gastroenteropancreáticas desenvolvem-se no âmbito de uma síndrome de predisposição genética hereditária. As duas síndromes mais comuns são a neoplasia endócrina múltipla tipo 1 (MEN1), associada a um vasto espetro de tumores, incluindo NETs duodenopancreáticas, tímicas e brônquicas, e a síndrome de von Hippel-Lindau (VHL), associada a NETs pancreáticas. Duas outras síndromes têm uma baixa incidência de NETs: a neurofibromatose tipo 1 (NF1), associada a somatostatinomas duodenais, e a esclerose tuberosa de Bourneville (TSC), associada a NETs pancreáticas. Duas síndromes excepcionais têm uma elevada incidência de NETs: a neoplasia endócrina múltipla tipo 4 (MEN4), cujo espetro tumoral é semelhante ao da MEN1, e a síndrome de hiperplasia/neoplasia das células glucagon (GCHN), que tem uma expressão estritamente pancreática. Outras síndromes estão ainda por caraterizar, nomeadamente as formas familiares de NET intestinal. O diagnóstico é sugerido pelo contexto clínico: início numa idade precoce, envolvimento de vários órgãos, história familiar. Com exceção da VHL e da NF1, os tumores propriamente ditos não apresentam normalmente quaisquer características anatomopatológicas particulares; são normalmente NET bem diferenciadas, de baixo grau e com um bom prognóstico, com exceção das lesões tímicas na NEM1. No entanto, a sua associação com lesões endócrinas e não endócrinas no tecido adjacente é altamente sugestiva. O patologista continua a ter um papel importante não só na sugestão do diagnóstico em determinados casos específicos, mas sobretudo na contribuição efectiva para o tratamento destes doentes e das suas famílias, que é da responsabilidade dos centros especializados (27).

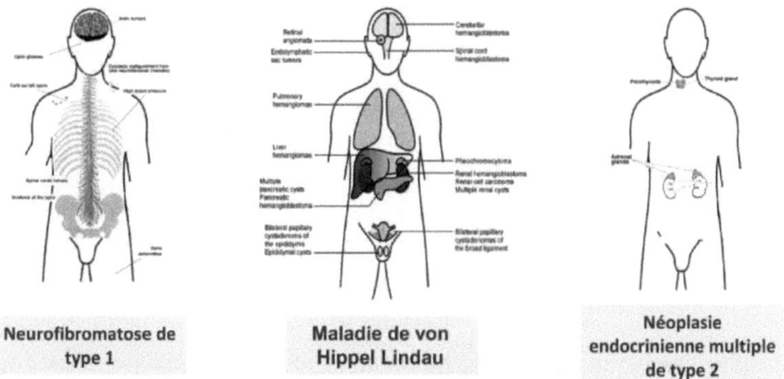

Figura 11: Representação esquemática das principais EMNs sindrómicas

Tabela 3: Síndromes e genes envolvidos

Síndroma	Gene envolvido	Lesões endócrinas
NME 1	HOMENS 1	Adenomas hipofisários
		Adenomas das paratiróides
		Tumor do córtex suprarrenal
		TNEs duodenopancreáticas
		Rede tímica
		NETs brônquicas
		NETs gástricos secundários
Síndrome VHL	BVS	Paragangliomas/faeocromocitomas
		TNEs pancreáticas
Neurofibromatose tipo 1	NF1	Paragangliomas/faeocromocitomas
		Rede duodenal
Esclerose tuberosa NEM 4	TCS1-TCS2 CDKNIB	TNEs pancreáticas
		Adenomas hipofisários

		Adenomas das paratiróides
Síndrome de hiperplasia/neoplasia das células glucagon	GCGR	TNEs pancreáticas
Formas familiares de NETs intestinais	IMPK	NETs de enterocromafina do intestino delgado

I.3.3 Epidemiologia :

A neoplasia neuroendócrina (NET) é uma classe heterogénea de tumores raros, que representa aproximadamente 1% dos cancros digestivos e 2-3% dos cancros endócrinos (9). Dado que aproximadamente dois terços das NEN surgem no sistema gastroenteropancreático, que inclui principalmente o estômago, o intestino delgado, o cólon, o apêndice, o reto e o pâncreas, as NEN gastroenteropancreáticas (GEP-NEN) são o principal subtipo de NEN (28).

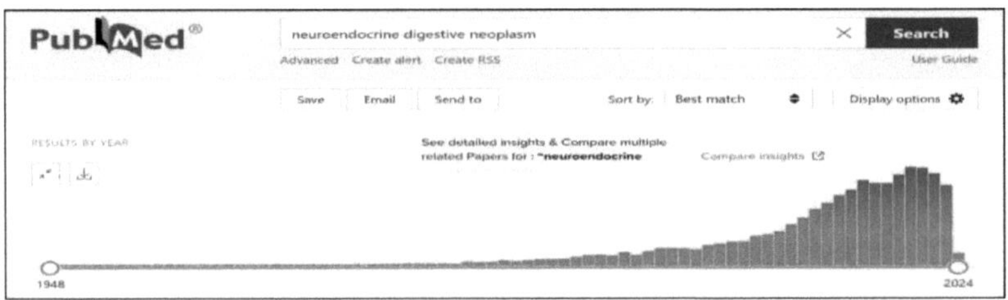

Figura 12: Resultados da pesquisa NNE no pub Med

O número crescente de artigos publicados todos os anos sobre as doenças neurodegenerativas é uma prova de que a atenção mundial para as doenças neurodegenerativas aumentou, o que pode dever-se ao aumento da incidência registada.

No entanto, tanto quanto é do nosso conhecimento, faltam dados actualizados sobre as características epidemiológicas e a análise da sobrevivência dos doentes com PNE-GEP. Por outro lado, dada a raridade da PEG-NE, a maioria dos estudos sobre a PEG-NE baseia-se em números muito reduzidos e em estudos não-cêntricos. Para além disso, os estudos de base populacional nunca visaram especificamente a PNE-PGE, tendo antes abordado a PNE por órgão (por exemplo, estômago, cólon, intestino delgado, apêndice ou pâncreas).

I.3.3.1 Impacto :

A incidência de NNE digestivas varia consideravelmente de acordo com a localização anatómica. As NNE do íleo terminal e do apêndice estão entre as mais comuns, representando até 67% de todas as NNE digestivas, com uma taxa de incidência que varia de 0,2 a 2,7 casos por 100.000 pessoas por ano, dependendo da região (25,29). O NNE do pâncreas, embora menos comum, é frequentemente mais agressivo, com uma taxa de incidência de 0,3 a 1,5 casos por 100.000 pessoas por ano (16,30).

1.3.3.2 Prevalência :

A prevalência da NNE digestiva está a aumentar de forma constante, principalmente devido a uma melhor deteção e ao prolongamento da sobrevivência dos doentes. A prevalência global está estimada em cerca de 35 casos por 100 000 pessoas(31). As NNE do estômago e do cólon contam-se entre as mais comuns, enquanto as NNE do íleo terminal e do pâncreas são menos comuns (16,32).

1.3.3.3 Distribuição geográfica :

Existem diferenças geográficas significativas na incidência de NNE digestiva. Por exemplo, a NNE do estômago é mais comum na Ásia, com taxas de incidência que variam entre 0,11 e 0,74 casos por 100 000 pessoas por ano, enquanto a NNE do íleo terminal é mais comum na Europa Ocidental e na América do Norte, com taxas de até 1,74 casos por 100 000 pessoas por ano(33,34). Estas variações geográficas podem ser atribuídas a factores ambientais, genéticos e dietéticos.

1.3.3.4 Potenciais factores de risco :

Foram identificados vários factores de risco potenciais na epidemiologia da NNE digestiva:

Factores genéticos: Uma história familiar de NET e síndromes hereditárias como a neoplasia endócrina múltipla tipo 1 (MEN1) e a síndrome de von Hippel-Lindau (VHL) estão associadas a um risco acrescido.

Dieta: As dietas ricas em gordura, carne vermelha e álcool têm sido associadas a um risco acrescido de desenvolver NNE digestivas(35).

Exposição a toxinas: A exposição a carcinogéneos, como o tabaco e o amianto, tem sido sugerida como um fator de risco para as NETs pulmonares(36).

Tendências emergentes :

As tendências emergentes na epidemiologia da NNE digestiva incluem um aumento da incidência, principalmente devido a uma maior sensibilização e à melhoria das técnicas de diagnóstico. Além disso, a crescente compreensão da base genética das NNE abriu caminho a abordagens terapêuticas mais direccionadas e a uma melhor gestão dos doentes.

1.3.3.5 Dados na Argélia :

A raridade da apresentação clínica destas neoplasias e a falta de estudos sobre o assunto fazem com que não disponhamos de dados epidemiológicos no nosso país. No entanto, começa a formar-se uma dinâmica em torno de um núcleo de especialistas que organizam regularmente PCRs com uma base de dados na região central e em Oranie para recolher dados de todos os pacientes identificados. Uma série descritiva do departamento de anatomia patológica de Blida registou 128 casos, com um aumento da incidência de casos entre 2020 (26 casos) e 2021 (33 casos) (24). Outra série do Dr. Khalifa em Oran estudou 102 casos.

1.3.3.6 Dados do Magrebe :

Até à data, não dispomos de dados sobre a incidência da NNE digestiva nos países vizinhos do Magrebe (Marrocos e Tunísia).
Dois estudos retrospectivos marroquinos e tunisinos de 53 e 26 doentes, respetivamente, relataram uma idade média de 56 anos na série marroquina e de 49 anos na série tunisina (24).

1.3.3.7 Dados na Europa :

De acordo com um estudo recente baseado em dados de 76 registos que abrangem 24 países europeus, a incidência mundial padronizada para a população de TNEs digestivas foi de 3,56 casos por 100 000 habitantes por ano entre 1995 e 2012 (25,31). A incidência foi mais elevada nos homens do que nas mulheres (4,13 vs. 3,02) e aumentou com a idade, atingindo um pico entre os 70 e os 79 anos. A incidência também variou consoante a região, com as taxas mais elevadas no Norte da Europa (5,63) e as mais baixas na Europa de Leste (2,01). A incidência também diferiu entre os subtipos de NNE digestiva, com as taxas mais elevadas para NNE pancreática 1,32 e NNE do intestino delgado 0,86, e as mais baixas para NNE do estômago 0,29 e NNE colorrectal 0,28 (31).

1.3.3.8 Dados nos EUA :

O estudo de base populacional que utilizou informações do programa Surveillance, Epidemiology and End Results (SEER) do National Cancer Institute nos EUA para analisar sistematicamente as características epidemiológicas, clínicas e prognósticas da PEG-NE é considerado uma referência dos dados epidemiológicos actuais a nível mundial. Devido ao tratamento complexo e inconsistente da PEG-NE, o prognóstico dos doentes com PEG-NE continua a ser difícil de avaliar (37).

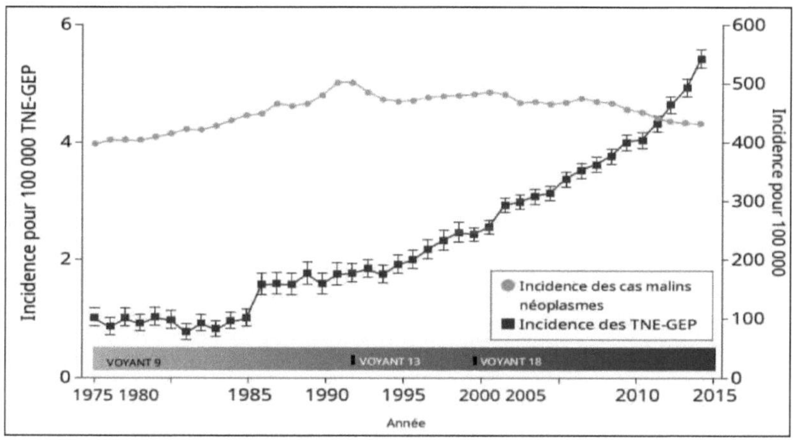

Figura 13: Impacto dos dados SEER da GEP da TNE

Neste estudo, a incidência e a prevalência de PEG-NETs continuaram a aumentar ao longo de 40 anos, particularmente em locais específicos (como o reto e o estômago) (37).

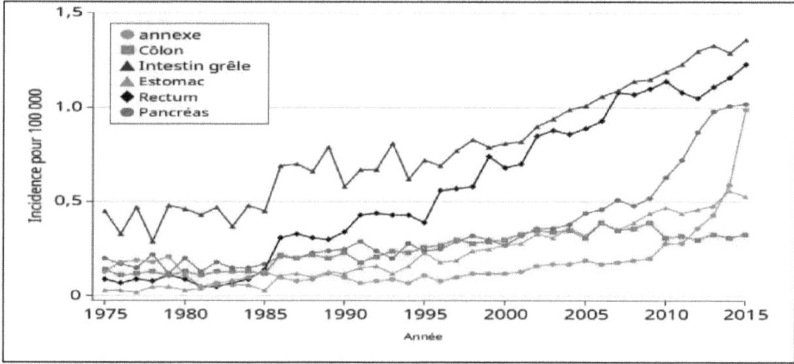

Figura 14: Incidência de NNE por órgão

I.3.3.9 Dados no Japão :

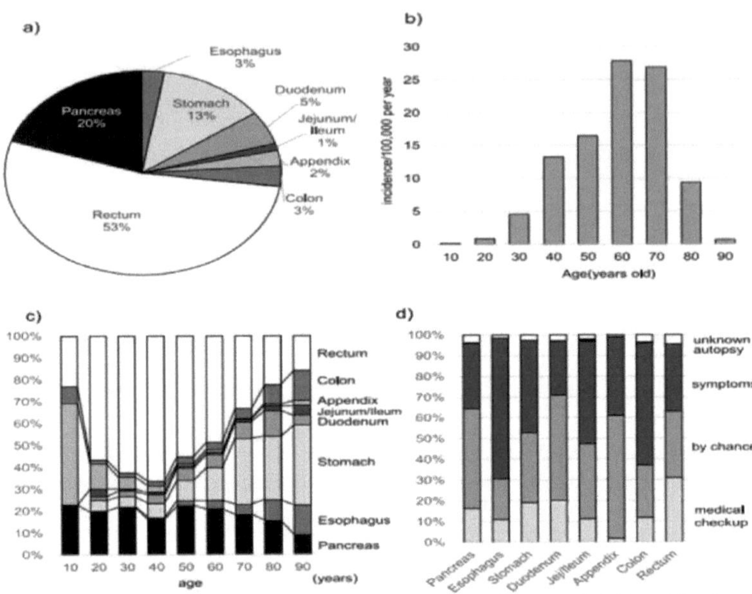

Fig. 1 Distribution of primary sites of NENs and age in Japan. **a** Pie chart of GEP-NENs. Rectal NENs comprise 53% of GEP-NENs, followed by the pancreas at 20%, then stomach. **b** Age distributions of GEP-NENs in Japan. The scale is incidence /100,000 per year. **c** Primary site distribution of GEP-NENs for every age decade. **d** Diagnostic opportunity for NENs

Figura 15: Dados epidemiológicos no Japão

Foi realizado um estudo de base populacional utilizando dados do Registo Nacional de Cancro japonês (NCR) para avaliar os doentes com (NNE-GEP) em 2016. Os dados da população associada foram utilizados para determinar a taxa anual ajustada à idade. Um total de 6 735 pessoas foram diagnosticadas com NNE-GEP no Japão em 2016. A incidência anual foi de 0,70/100.000 habitantes por ano para a NNE pancreática e de 2,84/100.000 habitantes por ano para a NNE gastrointestinal. As NNE no íleo representaram apenas 1% do total de NNE da PEG no Japão. A maioria das NNE do esófago ou dos pulmões eram carcinomas neuroendócrinos (CNE), enquanto a maioria das NNE do duodeno, do íleo, do apêndice e do reto eram tumores neuroendócrinos (TNE) de grau 1. A idade média no momento do diagnóstico inicial situava-se entre os 60 e os 65 anos (38).

I.4 DIAGNÓSTICO E AVALIAÇÃO PRÉ-OPERATÓRIA DOS NERVOS DIGESTIVOS :

A neoplasia neuroendócrina digestiva (NEND) é um tumor raro, mas o diagnóstico precoce é de importância vital para um tratamento eficaz do doente. O diagnóstico baseia-se numa abordagem multidisciplinar, combinando dados clínicos, biológicos, morfológicos e funcionais. O processo de diagnóstico compreende as seguintes fases:

I.4.1 Clínica :

O interrogatório e o exame clínico do doente podem ser utilizados para procurar sinais e sintomas sugestivos de NNE, como a síndrome carcinoide, a síndrome de Zollinger-Ellison, a síndrome de Verner-Morrison ou manifestações locais ou metastáticas do tumor.

Estes sinais são frequentemente inconsistentes e inespecíficos, o que pode complicar o diagnóstico. As manifestações mais comuns incluem:

1.4.1.1 Sintomas gastrointestinais :

Tais como dor abdominal, diarreia, obstipação e hemorragia gastrointestinal.

1.4.1.2 Sintomas hormonais :

Alguns NNE digestivos segregam hormonas que provocam sintomas semelhantes a rubores, tais como afrontamentos, rubor, eritema, hipoglicemia em caso de insulinoma, perturbações digestivas e flutuações da tensão arterial(39).

I.4.1.3 Sintomas obstrutivos :

A obstrução intestinal pode ocorrer numa situação de emergência ou de forma subaguda como resultado do crescimento do tumor.

O diagnóstico precoce baseia-se frequentemente numa forte suspeita clínica combinada com testes de confirmação adequados.

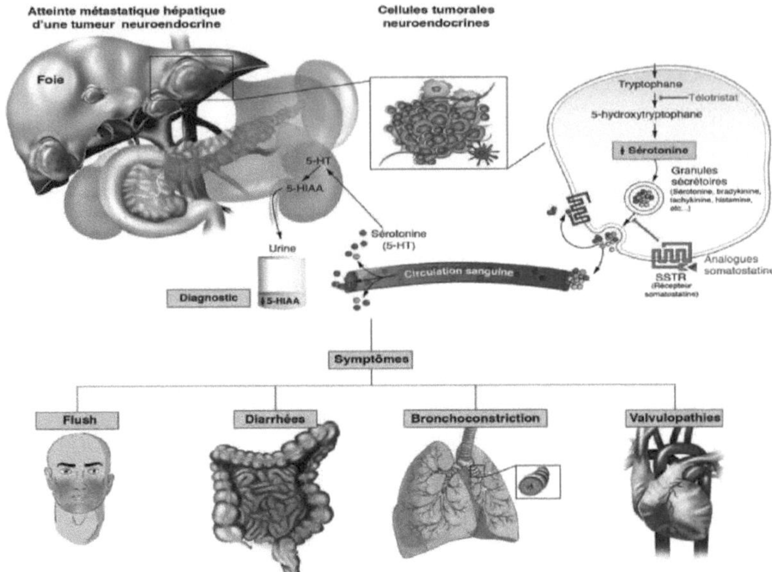

Figura 16: consequências da secreção e sintomas da síndrome carcinoide

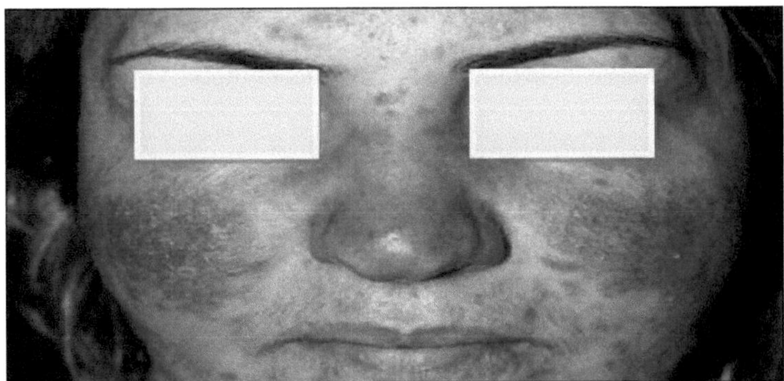

Figura 17: Eritema facial como sinal de impregnação devido à descarga

I.4.2 Orgânica :

Medindo os marcadores tumorais séricos, que são substâncias produzidas pelas células neuroendócrinas ou em resposta à sua atividade hormonal. Os principais marcadores são

1.4.2.1 Cromogranina A :

Um aumento da cromogranina A é frequentemente observado na NNE e pode ser utilizado como um marcador para o acompanhamento (40).

Os níveis plasmáticos de CgA são sensíveis e precoces nas NET em relação à carga tumoral e têm sido utilizados para monitorizar os efeitos do tratamento (4143). No entanto, os níveis de CgA não são específicos, uma vez que se encontram elevados em todos os tipos de NET e nalgumas neoplasias malignas não endócrinas (como o carcinoma da próstata). Os valores de CgA também estão aumentados devido à hiperplasia das células endócrinas na gastrite atrófica crónica (GAC) (níveis elevados) e em doentes com insuficiência renal, insuficiência hepática, insuficiência cardíaca, stress e doença inflamatória intestinal e inibidor crónico da bomba de protões (IBP) (valores moderadamente elevados). No entanto, uma redução $\geq$ 80% prediz a resolução dos sintomas e a estabilização da doença (44).

1.4.2.2 O 5HIAA :

As NNE produzem frequentemente um excesso de serotonina, que é depois metabolizada em 5 HIAA. O excesso de HIAA é excretado na urina, o que o torna um biomarcador potencial para o diagnóstico e a monitorização das NNE. Níveis elevados do metabolito da serotonina, o ácido 5-hidroxi-indolacético (5-HIAA), em amostras de urina de 24 horas, são marcadores específicos para 85% das TNE produtoras de serotonina, mas só são observados na doença avançada e significam geralmente a presença de metástases hepáticas (42). O aumento pode ser causado por alimentos ricos em triptofano/serotonina (banana, abacate, ameixa, beringela, chocolate, figo, tomate, ananás, noz-pecã, noz-pecã e vinho), que devem ser evitados antes da colheita de urina para a medição do 5-HIAA (41,42). Uma redução das concentrações urinárias de 5-HIAA de 80% ou mais (ou normalização) foi preditiva de alívio sintomático, mas não de estabilização da doença (45).

1.4.2.3 Hormonas específicas :

Os níveis sanguíneos de hormonas específicas, como a gastrina, a insulina, o glucagon, a serotonina e a histamina, podem ser medidos para confirmar a secreção hormonal.

1.4.2.4 Péptido libertador de progastrina (ProGRP):

Este marcador pode ser utilizado, mas não para a NNE digestiva; é recomendado para a NNE pulmonar com neurosecreção elevada.

1.4.2.5 Genómica :

A medição de biomarcadores séricos, como a cromogranina A e a serotonina, continua a ser um importante instrumento de rastreio e monitorização das NET. Além disso, os estudos sobre a genómica das NET revelaram alterações moleculares específicas, como mutações em MEN1, DAXX e ATRX, que têm implicações prognósticas e terapêuticas (46,47).

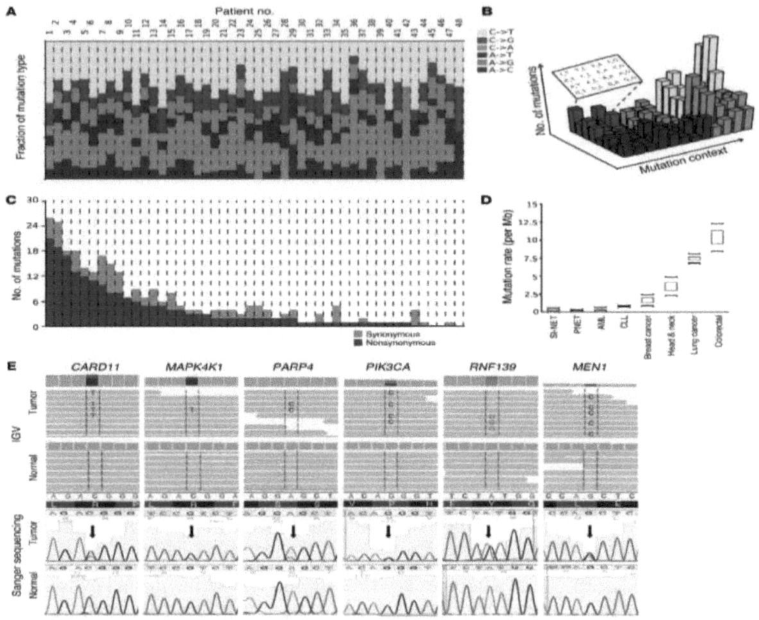

Figura 18: Panorama das mutações somáticas nos genes da NNE génica.

I.4.3 Radiológico :

É inegável o contributo crucial da imagiologia médica na gestão da neoplasia neuroendócrina digestiva, com o objetivo de detetar, caraterizar, estadiar e monitorizar estes tumores raros e heterogéneos. A imagiologia das NNE digestivas baseia-se em dois tipos de técnicas: a imagiologia morfológica (ecografia, TAC e ressonância magnética) e a imagiologia funcional (cintigrafia e tomografia por emissão de positrões).

I.4.3.1 Imagiologia morfológica :

1.4.3.1.1 Ultrassom :

A ecografia é frequentemente utilizada como o primeiro exame imagiológico para avaliar lesões hepáticas e pancreáticas. Não é invasiva, está amplamente disponível e pode ajudar a detetar lesões primárias ou metastáticas.

1.4.3.1.2 Tomografia computorizada (TC) :

A TC é essencial para caraterizar as NED. Oferece uma excelente resolução espacial e permite a visualização exacta do tamanho, localização e vascularização do tumor (48).

1.4.3.1.3 Imagiologia por Ressonância Magnética (MRI) :

A RM oferece uma excelente resolução dos tecidos e é particularmente útil para a NNE pancreática, onde pode distinguir lesões benignas de malignas utilizando sequências avançadas como a difusão e a perfusão (49).

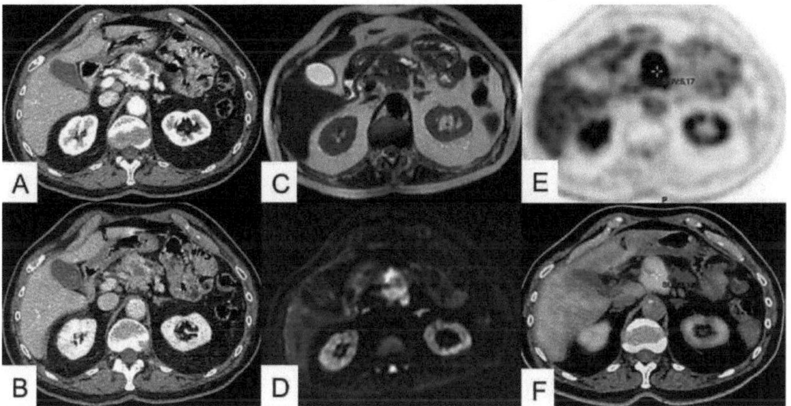

Figura 19: Aspeto radiológico de uma NET pancreática: AB CT, CD MRI, EFPETCT

I.4.3.2 Imagiologia metabólica :

1.4.3.2.1 Cintigrafia com somatostatina :

A cintigrafia da somatostatina ou octreoscanner, que utiliza radiofármacos como o octreotido de índio-111, é o método de eleição para a deteção de NNE bem diferenciados que expressam receptores de somatostatina. Pode ser utilizado para localizar tumores primários e metástases (50).

1.4.3.2.2 Tomografia por emissão de positrões (PET) da somatostatina :

A PET da somatostatina, utilizando radiofármacos como o 68Ga-DOTATATO, oferece uma melhor sensibilidade e especificidade do que a cintigrafia convencional da somatostatina (octreoscan). É particularmente útil para a imagiologia da extensão da doença e para a monitorização da resposta ao tratamento (51).

1.4.3.2.3 PET com fluorodesoxiglucose (FDG) :

A FDG-PET pode ser utilizada para NNE pouco diferenciados ou NNE com elevada atividade metabólica. Pode detetar lesões com elevada atividade glicolítica, que estão frequentemente associadas a um comportamento mais agressivo (52).

A imagiologia morfológica e metabólica desempenha um papel crucial no tratamento da neoplasia neuroendócrina digestiva. As técnicas de imagiologia morfológica, como a ecografia, a TC e a RMN, permitem uma caraterização precisa das lesões, enquanto a imagiologia metabólica, em particular a cintigrafia com somatostatina e a PET, permite detetar os tumores, avaliar a sua extensão e monitorizar a resposta ao tratamento. A integração destas modalidades avançadas de imagiologia na prática clínica está a ajudar a melhorar a gestão dos doentes com NED.

I.4.3.3Imagem e preparação :

A TC desempenha um papel fundamental na avaliação da extensão loco-regional e das metástases à distância, particularmente no caso de NNE do pâncreas e do trato gastrointestinal(53). A RMN é útil para avaliar as metástases hepáticas. Técnicas avançadas como a difusão e a perfusão podem ajudar a caraterizar as lesões hepáticas; a somatostatina PET (68Ga-DOTATAT) é também utilizada para o estadiamento devido à sua elevada sensibilidade para a deteção de metástases linfonodais e à distância (54).

I.4.3 Estadiamento da NNE digestiva :

As NNEDs apresentam desafios diagnósticos e terapêuticos. O estadiamento exato das NNED é essencial para orientar a gestão clínica, determinar o prognóstico e orientar as decisões de tratamento. São habitualmente utilizadas duas classificações de referência para o estadiamento das NNED: a classificação TNM da União Internacional Contra o Cancro (UICC) e a classificação da Sociedade Europeia de Tumores Neuroendócrinos (ENETS).

1.4.4.1 A classificação TNM da UICC :

A mais recente e mais utilizada no mundo, é um sistema universalmente reconhecido para o estadiamento dos cancros, incluindo os NNED. Esta classificação baseia-se em três critérios principais:

1.4.4.1.1.1 T (Tumor primário)

Esta categoria avalia o tamanho do tumor e a sua extensão local. O tamanho do tumor é um importante fator de prognóstico para as NED, estando os tumores mais pequenos associados a um melhor prognóstico (55).

1.4.4.1.1.2 N (gânglios linfáticos regionais)

O envolvimento dos gânglios linfáticos regionais é avaliado para determinar a extensão da doença na região. O envolvimento dos gânglios linfáticos é um indicador de prognóstico significativo (56).

1.4.4.1.1.3 M (metástases à distância) :

A presença de metástases à distância indica a progressão da doença sistémica. As metástases, particularmente as metástases hepáticas, são comuns em doentes com NED e têm um grande impacto no prognóstico(46).

1.4.4.2 A classificação ENETS :

A mais antiga e mais específica para as NNED. Foi desenvolvida em 2006 e aplica-se às NNED do estômago, intestino delgado, cólon-reto e pâncreas. Tem em conta aspectos histológicos e funcionais, para além dos critérios da classificação TNM. Esta classificação baseia-se nos seguintes critérios:

I.4.4.2.1 G (Grau de diferenciação) :

O grau histológico do NNED varia de bem diferenciado (G1, G2 e G3) a pouco diferenciado (CNE). O grau é um importante fator de prognóstico, influenciando a escolha do tratamento e o prognóstico a longo prazo (57).

1.4.4.2.2 S (Local do tumor primário) :

A ENETS distingue as NNED de acordo com o seu sítio primário, como o pancreático, intestinal, gástrico, etc. Cada sítio pode ter características clínicas e de prognóstico específicas. Cada local pode ter características clínicas e de prognóstico específicas (58).

1.4.4.2.3 N (gânglios linfáticos regionais) :

O envolvimento dos nódulos é avaliado segundo a classificação ENETS, tal como na classificação TNM.

I.4.4.2.4 M (metástases à distância) :

A presença de metástases à distância também é tida em conta na classificação ENETS.

8ème classification *Tumor-Node-Metastases* (TNM) des TNE selon l'UICC (2017). A noter que les CNE doivent être classés comme pour les carcinomes exocrines de localisation identique

	Estomac	Duodénum, ampoule	Pancréas	Intestin grêle	Appendice*	Côlon, rectum
TX	La tumeur primitive ne peut pas être évaluée					
T0	Pas de signe de tumeur primitive					
T1	Envahit la lamina propria ou la sous-muqueuse et ≤ 1 cm	Duodénum : Envahit la muqueuse ou la sous-muqueuse et ≤ 1 cm Ampoule : Confinée au sphincter d'Oddi et ≤ 1 cm	Limitée au pancréas et < 2 cm	Envahit la lamina propria ou la sous-muqueuse et ≤ 1 cm	Taille tumorale < 2 cm	Envahit la lamina propria ou la sous-muqueuse T1a : taille < 1 cm T1b : taille 1-2 cm
T2	Envahit la musculeuse ou > 1 cm	Duodénum : Envahit la musculeuse ou > 1 cm Ampoule : Envahit la sous-muqueuse ou la musculeuse duodénale ou > 1 cm	Limitée au pancréas et 2-4 cm	Envahit la musculeuse ou > 1 cm	Taille tumorale 2-4 cm	Envahit la musculeuse ou > 2 cm
T3	Envahit la sous-séreuse sans envahir la séreuse	Envahit le pancréas ou le tissu adipeux péri-pancréatique	Limitée au pancréas et > 4 cm, or envahit le duodénum ou la voie biliaire principale	Envahit la sous-séreuse sans envahir la séreuse	Taille tumorale > 4 cm ou envahit la sous-séreuse ou le méso-appendice	Envahit la sous-séreuse sans envahir la séreuse
T4	Envahit la séreuse ou les organes adjacents	Envahit la séreuse ou les autres organes adjacents	Envahit les organes adjacents ou la paroi des gros vaisseaux (tronc coeliaque, artère mésentérique supérieure)	Envahit la séreuse ou les organes adjacents	Envahit la séreuse ou les organes adjacents (sauf invasion pariétale de la sous-séreuse ou de l'intestin)	Envahit la séreuse ou les organes adjacents
NX	Les ganglions régionaux ne peuvent pas être évalués					
N0	Pas de signe de métastase ganglionnaire					
N1	Métastases ganglionnaires régionales			< 12 métastases ganglionnaires régionales	Métastases ganglionnaires régionales	
N2	-	-	-	> 12 métastases ganglionnaires régionales Ou large masse mésentérique (> 2 cm)	-	-
Mx	Les métastases à distance ne peuvent pas être évaluées					
M0	Pas de métastase à distance					
M1	Métastases à distance M1a : métastases hépatiques uniquement M1b : métastases disséminées à au moins une localisation extra-hépatique M1c : métastases hépatiques et extra-hépatiques					

* *Voir la section 11.3.2.6 concernant la classification TNM des TNE de l'appendice*

Figura 20: TNM de acordo com o thesaurus TNCD NNE de 7/11/2023 (58)

I.5 Cirurgia NNED

I.5.1 Abordagens curativas e paliativas :

A cirurgia desempenha um papel central no tratamento da DNEM, oferecendo opções curativas e paliativas com perspectivas de cura nas fases iniciais e de alívio paliativo dos sintomas nas fases avançadas.

I.5.1.1Tratamento cirúrgico curativo

A NNE-D detectada numa fase inicial, geralmente limitada à mucosa ou à submucosa, é candidata a uma ressecção cirúrgica curativa. O objetivo é conseguir uma ressecção em bloco com margens seguras, preservando a função do órgão. A laparoscopia e a cirurgia assistida por robô alargaram as possibilidades de ressecções minimamente invasivas, permitindo uma recuperação mais rápida e uma melhor qualidade de vida para os doentes, mas continuam a ser controversas até hoje (59).
A seleção de doentes para cirurgia curativa depende de uma série de factores, incluindo o tamanho e a localização do tumor, a presença de metástases nos gânglios linfáticos e o grau histológico. É essencial uma avaliação pré-operatória minuciosa para determinar a extensão da ressecção necessária (60).

I.5.1.2 Tratamento cirúrgico paliativo

Para os doentes com NNED avançada com metástases à distância ou infiltração local extensa, a cirurgia paliativa pode desempenhar um papel crucial no controlo dos sintomas e na qualidade de vida. As intervenções paliativas têm como principal objetivo aliviar a obstrução intestinal, controlar a hemorragia ou reduzir os efeitos da síndrome secretora. Para aliviar a obstrução, pode ser efectuado um bypass intestinal, a ressecção parcial do tumor ou a redução da massa tumoral. A embolização selectiva dos vasos sanguíneos do tumor ou a ablação por radiofrequência são abordagens paliativas eficazes para controlar os sintomas associados à secreção de péptidos.
Os recentes avanços na imagiologia, como a TC com contraste multifásico e a cintigrafia dos receptores da somatostatina, permitiram uma melhor avaliação pré-operatória da DNEA avançada, facilitando o planeamento de intervenções paliativas.

I.5.2 Abordagens radicais e conservadoras

As técnicas cirúrgicas podem ser divididas em duas categorias:

1.5.2.1 Técnicas conservadoras :

Parênquima poupado, que tem por objetivo preservar o máximo de parênquima possível e a funcionalidade dos órgãos em causa.

1.5.2.2 Técnicas radicais

Envolvem uma ressecção mais extensa com remoção dos gânglios linfáticos regionais.

As técnicas conservadoras estão reservadas para NEDs pequenos (<2 cm), bem diferenciados, não funcionais e sem envolvimento de gânglios linfáticos. As técnicas radicais estão indicadas para os grandes NED (>2 cm) que são pouco diferenciados, funcionais ou com envolvimento dos gânglios linfáticos.

I.6 Indicações cirúrgicas :

A cirurgia, o único tratamento curativo para os tumores neuroendócrinos localizados bem diferenciados, desempenha um papel importante na estratégia terapêutica (61). Também tem um lugar nas formas metastáticas. A cirurgia das metástases hepáticas é recomendada sempre que possível. Esta excisão deve ser tão completa quanto possível, com um risco operatório aceitável. Deve ser assistida por outras técnicas complementares, como a embolização pré-operatória e a radiofrequência (62). As hepatectomias em duas fases podem permitir o tratamento de todas as metástases (63). A terapêutica hormonal com análogos da somatostatina é de grande importância para o controlo dos sintomas, devendo ser tomadas precauções especiais antes e durante a operação. Uma abordagem multidisciplinar é essencial para uma terapia personalizada dos doentes com NNE. A investigação clínica e a especialização neste domínio devem continuar a ser incentivadas. A história natural da neoplasia neuroendócrina gastro-entero-pancreática (GEP) está a ser melhor compreendida, o que explica a natureza atualmente selectiva das indicações cirúrgicas. A ressecção cirúrgica, mas também a ressecção endoscópica e a vigilância, podem ser propostas para as NET gástricas, dependendo da sua apresentação, tamanho e grau. No caso das TNE do intestino delgado, é frequentemente necessária uma ressecção intestinal, mas esta deve constituir o melhor compromisso entre a ressecção radical e o resultado funcional. As TNE do apêndice são geralmente diagnosticadas numa amostra de apendicectomia de urgência, mas os doentes com elevado risco de metástases nos gânglios linfáticos e de recorrência devem ser reoperados para uma ressecção radical. As NETs rectais são frequentemente diagnosticadas incidentalmente: as mais pequenas (< 1 cm) podem ser ressecadas endoscopicamente, mas as mais agressivas requerem uma proctectomia radical. As NNE pancreáticas constituem um espetro muito amplo, variando de tumores completamente benignos a tumores muito agressivos. Os insulinomas são essencialmente benignos, mas causam sintomas muito incapacitantes apesar do tratamento médico, devendo idealmente ser operados por ressecção preservadora do parênquima, principalmente por enucleação. Por outro lado, os sintomas dos gastrinomas são tratados eficazmente com medicamentos, mas a sua ressecção requer um procedimento carcinológico. Os NNE pancreáticos não funcionantes estão a ser cada vez mais diagnosticados incidentalmente. Dependendo da sua dimensão, apresentação e características do doente, podem justificar uma ressecção (carcinológica ou preservação do parênquima) ou um acompanhamento rigoroso.

1.6.1 NNE esofágico :

São muito raros (<1% de todos os NNE) e ocorrem predominantemente em homens por volta dos 60 anos de idade (28,64), embora a incidência esteja a aumentar no exame anatomopatológico de peças cirúrgicas. A maioria dos tumores são carcinomas neuroendócrinos com um Ki 67 e um índice de proliferação muito elevados, bem como metástases na altura do diagnóstico (65,66). Os tumores só devem ser operados se for possível uma ressecção radical (64). Nestes casos, os doentes devem ser submetidos a uma cirurgia radical com dissecção de gânglios linfáticos.

1.6.2 NNE gástrico :

As directrizes da OMS descrevem três grupos de NETs gástricas derivadas de células semelhantes à enterocromafina (ECL): tipo 1, tipo 2 e tipo 3 (67). A maioria das NETs gástricas, tipo 1 (70-80%), ocorre em doentes com hipergastrinemia devido a gastrite atrófica crónica (CAG). Os pacientes do tipo 2 (5-8%) também apresentam hipergastrinemia, mas devido à síndrome de Zollinger-Ellison (ZES) como parte de uma síndrome familiar de neoplasia endócrina múltipla tipo 1 (MEN1). As NETs gástricas do tipo 3 (15-20%) ocorrem esporadicamente como lesões solitárias em doentes sem hipergastrinemia; os tumores raros podem ser do tipo não CEC. Os preditores importantes das NET gástricas são o tamanho, o tipo e a histologia. Os carcinomas neuroendócrinos do estômago são muito raros e foram designados como tipo 4 (68).

Quadro 4: Resumo dos NNE gástricos

	NET			CNE Tipo 4
	Tipo 1	Tipo 2	Tipo 3	
Frequência relativa	70-80%	5-6 %	14-25%	6-8%
Aspeto	<10 mm múltiplo	<10 mm múltiplo	Svt único >20 mm	Svt único >20 mm
Patologia relacionada	Anemia de Biermer	SZE e NEM 1	não	Não
Anapath	**Bien diff G 1**	**Bien diff G 1**	**Poço dif G 1, G 2**	**Pequena diferença**
Gastrinemia	**Muito elevado**	**Muito elevado**	Normal	Normal
Metástases	<10 %	10-30%	**50-100%**	**80-100%**
Morte/tumor	**não**	**<10%**	**25-30%**	**>50 %**

I.6.2.1 Redes gástricas de tipo 1 :

As NETs de tipo 1 ocorrem com predominância feminina (rácio entre os sexos de 0,33) numa idade média de aproximadamente 65 anos (41,64). Os tumores surgem em doentes com gastrite atrófica crónica (GAC) com hipo ou acloridria devido à destruição das células parietais secretoras de ácido. A GAC pode ou não ser autoimune (69). A hipergastrinemia ocorre porque as células G secretoras de gastrina do antro não são inibidas na ausência de ácido gástrico. A secreção excessiva de gastrina, combinada com outros factores predisponentes, como a dieta ou possivelmente bactérias, estimulará ainda mais a hiperplasia das células ECL e o desenvolvimento de tumores de células ECL. A hiper-gastrinémia, por si só, não parece causar NETs gástricas,

porque os tumores ocorrem numa minoria de doentes com CAG e não se devem à terapêutica crónica com IBP ou à vagotomia [69-71]. Mais de metade dos doentes sofrem de má absorção de vitamina B12 e de anemia perniciosa e, nesta população, as NETs têm sido frequentemente reveladas incidentalmente por endoscopia, uma vez que os doentes são geralmente assintomáticos. Embora o CAG seja comum nos idosos, apenas alguns doentes (1%) com valores de gastrina sérica acentuadamente elevados de longa data desenvolvem NETs gástricas. As NETs apresentam-se normalmente como pequenos pólipos múltiplos (60%) no corpo e fundo gástricos ou na zona de transição para o antro, desenvolvendo-se na mucosa atrófica circundante, onde se pode detetar hiperplasia e displasia das células ECL. Os tumores individuais podem apresentar-se como lesões grandes, redondas e polipóides; alguns podem ser planos e grandes ou aparecer como manchas descoloridas ou ligeiras saliências na mucosa. O número e o tamanho variam desde inúmeras lesões do tamanho de um alfinete até algumas lesões proeminentes que medem até 1 a 1,5 cm e raramente até 2 cm ou mais (69,70). Algumas são solitárias e podem ser difíceis de distinguir dos adenopólipos, que também estão presentes em doentes com CAG. Apenas as raras lesões maiores podem ser ulceradas ou sangrantes. As pequenas NET gástricas de tipo 1 são benignas, com baixa proliferação (grau 1) e um baixo risco de invasão para além da submucosa. As lesões maiores (> 1 cm) são também predominantemente benignas, mas podem ocasionalmente invadir a muscularis propria (<10%) ou ter um grau mais elevado. A incidência de metástases linfonodais regionais é baixa (<2-5%), as metástases hepáticas à distância são excepcionais (<2%) e as mortes relacionadas com a doença são raras, embora relatos anteriores de uma maior proporção de lesões maiores tenham descrito metástases mais frequentes (64,69,70). Excecionalmente, os doentes com GAC têm tido tumores invasivos de grandes dimensões, representando MINEN com carcinomas pouco diferenciados e adenocarcinomas com mau prognóstico.

I.6.2.2 NET gástrica de tipo 2 :

A hiperplasia das células ECL pode ser detectada em 80% dos pacientes MEN1 com ZES, e 5-30% dos pacientes MEN1-ZES desenvolvem NETs gástricas do tipo 2 (66,71-73). Os doentes têm uma secreção ácida gástrica elevada e apresentam um aumento típico da espessura da mucosa, em contraste com a atrofia distinta das lesões do tipo 1. Os doentes com SEZ esporádica podem também apresentar frequentemente hiperplasia das células ECL, mas raramente (<1%) desenvolvem NETs gástricas. As NETs gástricas do tipo 2 ocorrem no corpo e fundo gástricos e, ocasionalmente, no antro (72). Também são frequentemente múltiplas e geralmente pequenas (<1 a 2 cm), mas geralmente maiores do que os tumores de tipo 1 e, por vezes, significativamente maiores, atingindo 4 a 5 cm ou mais. As biopsias da mucosa gástrica circundante mostram hipertrofia em vez de atrofia. O grau do tumor pode ser 1 ou 2 e o potencial maligno é intermédio entre as NET gástricas associadas ao CAG e as esporádicas. As metástases nos gânglios linfáticos ocorrem em cerca de 30% dos doentes e as metástases hepáticas em 10-20% (72). Os tumores mais agressivos com metástases hepáticas e graus mais elevados têm sido mais comuns com ZES de longa duração. Os NEC gástricos pouco diferenciados com invasão local, angioinvasão e elevadas taxas de proliferação têm sido por vezes associados a MEN1.

I.6.2.3 NET gástrica esporádica de tipo 3 :

As NET gástricas de tipo 3 esporádicas ocorrem em doentes com gastrina sérica normal. Os tumores são mais comuns nos homens, com uma idade média de cerca de 50 anos (64,69-72). A calcemia e a história familiar podem ser utilizadas para excluir a NME1. A maioria dos doentes apresenta sintomas semelhantes aos do adenocarcinoma gástrico, acompanhados de dor, perda de peso e hemorragia gastrointestinal. A maioria das NET de tipo 3 surge no corpo e no fundo gástricos como tumores solitários e frequentemente de grandes dimensões, geralmente com mais de 2 cm; ocasionalmente, surgem tumores na região antral ou pré-pilórica (64,6972). Os tumores desenvolvem-se na mucosa gástrica não atrófica, sem proliferação de células ECL. As formas raras que surgem normalmente no antro podem surgir a partir de células G (gastrina) ou ser uma mistura de células EC (serotonina) e outros tipos de células e podem, por conseguinte, estar associadas a um pior prognóstico. A maioria dos tumores de células G apresenta uma coloração esparsa da gastrina. Os tumores com reatividade intensa à gastrina são raros no estômago, mas podem ocorrer na mucosa pré-pilórica e são uma causa excecional de hipergastrinemia e SEZ. Dois terços dos tumores do tipo 3 infiltram a camada muscular e 50% invadem todas as camadas da parede gástrica. As metástases linfonodais regionais podem estar presentes em 20-50%, também em tumores pequenos, e as metástases hepáticas acabam por se desenvolver em dois terços dos doentes (72). Os NET gástricos esporádicos podem ter uma histologia atípica, com pleomorfismo, uma elevada taxa de mitose e um índice Ki-67 elevado. Os tumores atípicos são maiores, com um tamanho médio de cerca de 5 cm, mais frequentemente invasivos e têm um historial de sobrevivência pobre (72).

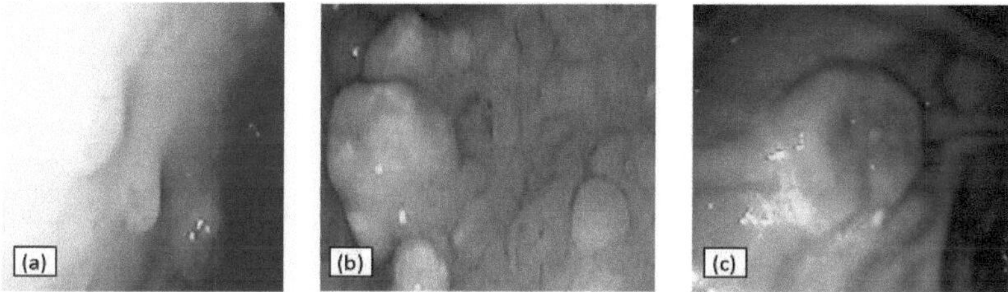

Figura 21 NNE gástrica endoscópica (a) NNE de tipo 1, (b) NNE de tipo 2, (c) NNE de tipo 3

I.6.2.4Tumores *de* tipo 4 do CNE gástrico :

O NNE gástrico do tipo 4 é um tipo definido mais recentemente, que é o subtipo mais raro. Não surgem a partir de células ECL e o seu crescimento é independente da gastrina. Mais frequentemente, a lesão apresenta-se como uma grande lesão polipoide localizada em qualquer parte do estômago. As g-NEN de tipo 4 são tumores agressivos com um elevado potencial de invasão e metástases (73).

I.6.3 Salve NNE :

As NETs do intestino delgado NNEG, há muito referidas como carcinóides "clássicos" do intestino médio, surgem a partir de células enterocromafins (CE) intestinais localizadas nas criptas intestinais e podem ser reconhecidas pela imunorreactividade à serotonina típica das células tumorais. Os carcinóides podem ser detectados em até 1/150 das autópsias de rotina, indicando que os tumores podem permanecer silenciosos durante toda a vida (74).

São maioritariamente ileais, de baixo grau (G1, G2 baixo), associados a metástases nos gânglios linfáticos mesentéricos (responsáveis por mesenterite retrátil em 20% dos casos no momento do diagnóstico), metastáticos para o fígado (40%) e podem ser revelados por obstruções intestinais (20%) (75-77). A extensão mesentérica é responsável pelo enxerto vascular, pelo que a ressecção completa do tumor (possivelmente incluindo o cólon direito) pode resultar numa ressecção extensa com o risco de síndrome do intestino curto secundário. A extensão da ressecção mesentérica deve ser determinada de modo a obter o melhor compromisso entre a natureza radical da cirurgia e os problemas funcionais pós-operatórios. A ressecção completa do tumor resulta numa taxa de sobrevivência aos 5 anos de 75% a 85%, mas o seguimento deve ser alargado a pelo menos 10 anos devido à história natural muito lenta destes tumores.

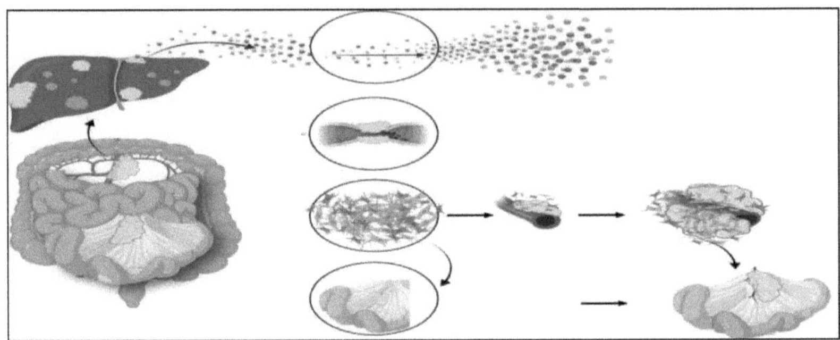

Figura 22: Secreção e formação de fibrose mesentérica

(75-77). Os doentes submetidos a cirurgia de urgência têm frequentemente uma ressecção inicial incompleta, mas podem beneficiar de uma nova cirurgia para efetuar uma ressecção radical, incluindo uma dissecção adequada dos gânglios linfáticos mesentéricos (76,77). Os NNEGs primários ocorrem mais frequentemente no íleo distal, num raio de 60-80 cm da válvula ileo-caecal, e menos frequentemente no íleo proximal ou no jejuno. Os tumores cecais ocasionais com imunorreactividade à serotonina são classificados como NNEG (28). O tumor primário é geralmente uma lesão submucosa pequena, plana e fibrosa; também pode ser polipoide (78). Os tumores podem ser difíceis de detetar cirurgicamente, manifestando-se frequentemente apenas como fibrose localizada ou espessamento da parede intestinal, mas podem, mesmo em casos de fibrose mínima, causar obstrução intestinal (78). Numa série, mais de 30% dos doentes operados apresentavam múltiplos nódulos tumorais submucosos na parede do intestino delgado, perto do tumor primário, o que poderia representar disseminação linfática local (78,79). Em casos raros, foram observados pólipos adicionais de maiores dimensões no intestino proximal, possivelmente representando tumores primários adicionais (78). As metástases mesentéricas ocorrem com elevada frequência, independentemente do tamanho do tumor, e a disseminação microscópica tem estado quase sempre presente (77,78). Quando se desenvolvem perto da parede intestinal, as metástases podem ser facilmente confundidas com tumores primários, e alguns tumores primários são confundidos com metástases de gânglios linfáticos (42,78). As metástases mesentéricas são frequentemente maiores do que o tumor primário e podem causar uma reação desmoplásica com fibrose mesentérica tipicamente pronunciada, constituindo o complexo mesentérico (80). A fibrose pode ser devida aos efeitos locais da serotonina, factores de crescimento e outras substâncias libertadas pelas metástases de NNEG (81). As metástases maiores e a fibrose mais extensa provocam a contração do mesentério até à raiz mesentérica no retroperitoneu, com uma ligação fibrosa ao duodeno horizontal (42). Estes tumores mesentéricos podem estender-se para cima até à raiz mesentérica e, por vezes, podem crescer para a parede duodenal ou para o pâncreas ou espalhar-se para o ligamento duodenal hepático ou para os espaços retroperitoneais para-aórticos (80). Estas ligações fibrosas podem dobrar e entalar os intestinos, causando suboclusão ou OIA do intestino delgado e, em fases avançadas, por vezes obstrução duodenal (81).

Com um crescimento extenso do tumor mesentérico e fibrose, os vasos mesentéricos podem ficar envoltos e os segmentos intestinais de comprimento variável aparecem azul-avermelhados devido à isquémia venosa incipiente. O doente pode apresentar diarreia ou obstrução funcional e, por vezes, angina intestinal (80). Uma angiopatia específica, denominada elastose vascular, com proliferação de tecido elástico na adventícia e espessamento acentuado das paredes dos vasos mesentéricos, foi registada na NNEG avançada (82).

Os casos com tumores da raiz mesentérica superior e oclusão da veia ou artéria mesentérica superior podem ter grandes segmentos intestinais envolvidos com cianose azul-pálida ou, por vezes, ausência de circulação arterial. Pacientes raros com oclusão de um ramo venoso mesentérico maior podem apresentar uma condição semelhante à síndrome WDHA observada no VIPOME, diarreia aquosa grave, desnutrição e emaciação (83). Se o tumor e a fibrose persistirem durante mais tempo, as aderências e as estenoses intestinais criarão um conglomerado de alças intestinais que podem ser fixadas à parede abdominal, razão pela qual alguns autores defendem a ressecção do tumor primário, mesmo que seja assintomático nas fases iniciais, ou mesmo que estejam presentes metástases hepáticas irressecáveis (84,85).

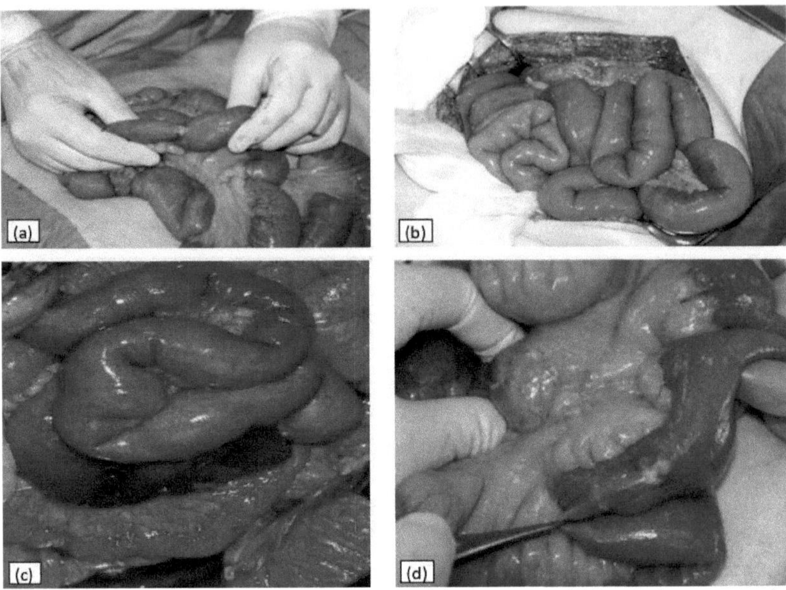

Figura 23: Consequências locais da doença: (a) obstrução, (b) isquémia precoce, (c) isquémia avançada, (d) complexo mesentérico.

1.6.4 Redes apendiculares :

São geralmente revelados por uma síndrome apendicular, são submetidos a uma cirurgia de urgência e são diagnosticados por exame patológico de rotina. Estes tumores podem estar associados a metástases linfonodais, mas este risco está ligado a várias características patológicas (75). Este risco é nulo e não é necessária qualquer reoperação em doentes com tumores <1 cm, margens de ressecção saudáveis e sem perfuração apendicular. Pelo contrário, a reoperação para colectomia direita com dissecção de gânglios linfáticos está indicada para doentes com tumores >2 cm ou tumores com componentes endócrinos e exócrinos. Entre estes dois limiares, a reoperação para colectomia direita ou o seguimento devem ser propostos em função da idade, do estado geral, do grau e das margens da peça de apendicectomia e após discussão no CPR (75).

1.6.5 NETs rectais :

São frequentemente diagnosticados incidentalmente após a colonoscopia com a ressecção de um pequeno pólipo rectal amarelado (<1 a 2 cm). Devido à origem submucosa das NETs rectais, a ressecção endoscópica de tumores incidentais é frequentemente não radical (R1). Para os tumores <1 cm, a ressecção endoscópica local é curativa desde que se obtenha uma ressecção radical (R0), pelo que não é necessária qualquer outra cirurgia. Para tumores > 2 cm, o risco de metástases linfonodais é elevado e está indicada uma reoperação para proctectomia com remoção do mesorreto (para obter uma dissecção linfonodal adequada e margens saudáveis). Entre estes dois limiares, a escolha entre a reoperação por via transanal e a proctectomia com remoção do mesorreto deve ser determinada em função da idade, da localização, do estadiamento linfonodal (RM e/ou ecografia endoscópica) e do grau (75).

1.6.6 NNE pancreático (NNEP) :

Têm um bom prognóstico global. No entanto, o seu comportamento biológico é muito heterogéneo (funcional ou não) e o seu espetro prognóstico também é amplo, variando de tumores totalmente benignos a tumores muito agressivos. De um modo geral, a ressecção cirúrgica completa é o único tratamento curativo que deve ser oferecido sempre que possível, tendo em conta o baixo risco imediato e o pouco comprometimento funcional a longo prazo.

Na prática, as indicações de ressecção devem ser adaptadas em função da apresentação clínica (tumor descoberto de forma acidental ou sintomática, esporádico ou com predisposição genética), da presença ou ausência de uma síndrome hormonal (PNSE funcional ou não funcional), o tipo de secreção hormonal (as mais frequentes são a insulina e a gastrina), os factores histoprognósticos (incluindo o estádio e o grau do tumor) e o estado geral do doente (idade, comorbilidades).

I.6.6.1 NNEP-Funcional :

I.6.6.1.1 Insulinomas :

São geralmente de pequenas dimensões (geralmente 1 a 2 cm), o que muitas vezes dificulta o seu diagnóstico. São benignos em 95% dos casos, com um risco muito baixo de recorrência (5%) após ressecção. Após um diagnóstico clínico e biológico adequado (teste de jejum que demonstre hipoglicemia e níveis séricos de insulina e de péptido C inadequados), o tumor deve ser localizado por TAC, RMN e/ou ecoendoscopia. Em conjunto, estes três procedimentos podem localizar até 95% dos insulinomas (86). Excecionalmente, são necessários outros procedimentos imagiológicos (cintigrafia com GLP-1 ou eco-endoscopia com contraste). Cerca de 5% dos insulinomas estão associados a neoplasia endócrina múltipla tipo 1 e podem ser múltiplos ou coexistir com outros NNEP não funcionais (75). A ressecção cirúrgica é quase sempre proposta devido à gravidade dos sintomas, à fraca eficácia a longo prazo e à tolerância ao tratamento médico (diazóxido), e é frequentemente conservadora devido à natureza benigna da doença (o grau 1 é extremamente comum e as metástases ganglionares ou hepáticas são excepcionais) (87). Os insulinomas localizados a mais de 1 a 2 mm do ducto de Wirsung são adequados para enucleação, se possível por via laparoscópica, com um risco elevado de complicações pós-operatórias (fístula pancreática), mas sem risco de insuficiência pancreática a longo prazo, uma vez que não é ressecado parênquima(87- 90). Pelo contrário, por razões anatómicas (relação do insulinoma com o ducto de Wirsung), cerca de um terço dos doentes necessita de uma pancreatectomia regulada (distal ou cefálica), com um risco de mortalidade pequeno mas real (1 a 3%) e um risco de 20 a 30% de diabetes induzida pela cirurgia a longo prazo (87-90). A taxa de doentes definitivamente curados por cirurgia varia de 90 a 9% (75,87). Em doentes com elevado risco de cirurgia, a terapia ablativa (ablação por radiofrequência guiada por EUS) é uma alternativa à enucleação(91). A ablação de insulinomas por etanol guiada por EUS é outro novo método de tratamento que também é recomendado para pacientes que são maus candidatos à cirurgia ou que recusam a cirurgia (92). Para os insulinomas desenvolvidos na doença endócrina múltipla MEN-1, podem ser propostas enucleações múltiplas ou pancreatectomia distal com enucleações cefálicas.

Em resumo, o tratamento cirúrgico do insulinoma é sobretudo um problema técnico, uma vez que o tratamento médico prolongado não é geralmente possível e a doença tumoral tem um comportamento benigno. A ressecção do insulinoma requer uma localização precisa do tumor no pré e no intra-operatório e deve incluir a preservação do parênquima o mais frequentemente possível.

I.6.6.1.2 Gastrinomas :

São responsáveis pela síndrome de Zollinger Ellison (ZES) típica, bem como pela hemorragia gastrointestinal do trato digestivo superior ou pela úlcera gastro-duodenal perfurada como possíveis complicações inaugurais. O diagnóstico pode ser feito quando os sintomas são corrigidos por inibidores da bomba de protões, particularmente quando são necessárias doses elevadas, e confirmado por fibroscopia eso-gastroduodenal, tomografia computorizada e cintigrafia do recetor da somatostatina (SRS). Embora os gastrinomas se localizem quase sempre na zona duodeno-pancreática, a imagiologia transversal falha frequentemente na localização dos gastrinomas e da sua extensão, devido à sua pequena dimensão (<1 cm), à sua localização duodenal em 2/3 dos casos, à sua multiplicidade em 10-20% dos casos (mesmo esporádicos) e à presença de metástases linfonodais em 60% dos casos. Devido a estas características, a eco-endoscopia e/ou a PET Ga 68 são frequentemente necessárias (75,93,94). Para além disso, 20-25% dos doentes com gastrinoma têm NEM-1, que deve ser sistematicamente investigado. Os gastrinomas têm um comportamento predominantemente maligno, embora a progressão do tumor seja geralmente lenta devido à elevada prevalência de tumores de grau 1 e baixo grau 2. A invasão dos nódulos e o fígado são os locais de metastização mais comuns, o que sugere que a RM do fígado com sequências ponderadas em difusão deve ser efectuada por rotina (21,22). Uma vez diagnosticada (ou mesmo fortemente suspeita) a ZES, é dada prioridade ao tratamento com IBP para inibir completamente a hipersecreção ácida, utilizando doses elevadas se necessário. A cirurgia deve ser discutida quando os sintomas tiverem desaparecido e após uma avaliação completa. O principal objetivo da cirurgia é evitar o desenvolvimento de metástases hepáticas, que é o principal fator de prognóstico (93).

Em doentes com gastrinoma esporádico, a cirurgia é indicada principalmente em doentes sem metástases à distância e deve incluir a ressecção do tumor (por duodenotomia para locais duodenais; ou enucleação ou pancreatectomia para locais pancreáticos) (93) combinada com dissecção sistemática de gânglios linfáticos (95). No intra-operatório, a ecografia pancreática de rotina e a duodenotomia são úteis para melhorar a deteção e a localização do tumor. A cirurgia parece ser capaz de melhorar a sobrevivência global (em comparação com os doentes não operados) (96), mas a cura definitiva da hipersecreção de gastrina é mais raramente observada, provavelmente devido a algumas pequenas localizações não diagnosticadas deixadas no local ou a metástases linfonodais persistentes (97). A cirurgia para o gastrinoma metastático, ressecando os tumores primários, bem como as metástases linfonodais e hepáticas, é raramente realizada em doentes altamente seleccionados. Em doentes com MEN-1, a multiplicidade de tumores secretores significa que a cirurgia local (incluindo lumpectomia + dissecção de gânglios linfáticos) não pode tratar eficazmente a hipersecreção de gastrina. Para este efeito, a duodenopancreatectomia cefálica (CPD) é mais eficaz, mas vários autores mostram-se relutantes em realizá-la devido à sua elevada morbilidade precoce e a longo prazo (75). O risco de malignidade só é tido em conta em doentes com NET pancreático > 2 cm, pelo que a cirurgia está geralmente indicada apenas neste subgrupo de doentes MEN-1 (75).

Em resumo, o tratamento cirúrgico dos gastrinomas é essencialmente um problema oncológico, uma vez que a hipersecreção ácida é facilmente controlada por IBP, desde que sejam utilizadas doses suficientes. Embora a maioria dos gastrinomas seja maligna (60% das metástases nos gânglios linfáticos aquando do diagnóstico), a progressão do tumor é geralmente lenta. A cirurgia radical (em particular a DPC) é raramente efectuada e a maioria dos autores prefere uma cirurgia mais limitada (lumpectomia + dissecção de gânglios linfáticos) para limitar o risco de progressão metastática à distância com poucas complicações pós-operatórias e problemas funcionais.

I.6.6.1.3 Outros tumores pancreáticos funcionais :

Este grupo inclui principalmente o VIPoma, o glucagonoma e o somatostatoma, que são geralmente grandes e malignos (75).
Nos doentes com VIPoma, a prioridade é tratar as consequências da hipersecreção (diarreia com hipocaliemia), geralmente com análogos da somatostatina. Quando ressecáveis, estes tumores requerem geralmente uma pancreatectomia controlada com dissecção de gânglios linfáticos.

I.6.6.2NNEP-NF não funcional :

A incidência de PNSE não funcional (PNSE-NF) aumentou consideravelmente nos últimos 20 anos, passando de 1,7/100.000 em 1973-1977 para 4,3/100.000 em 2003-2007 (43). Este aumento é particularmente acentuado no caso dos pequenos NNEP-NF, cuja incidência aumentou 700% em 20 anos, devido à utilização generalizada da imagiologia transversal, que detecta cada vez mais NNEP-NF (98), particularmente os pequenos NNEP (≤2 cm). Em séries recentes, as FNEP-NF diagnosticadas incidentalmente representam até 50% dos doentes operados (96,99). Por outro lado, os NF-NEP sintomáticos são revelados por sintomas de dor ou compressão e podem ser grandes, localmente avançados ou mesmo metastáticos (100,101). As características histo-pronósticas dos FNEP-NF são muito variáveis. Foram determinadas em séries cirúrgicas, que incluíam principalmente doentes com doença não metastática, com um possível enviesamento, pelo menos ao limitar o número de tumores G3. As características histo-pronósticas estão principalmente relacionadas com o tamanho do tumor. O limiar de 2 cm é frequentemente utilizado na literatura porque :

- Representa a fronteira entre os tumores T1 e T2 na classificação TNM proposta pela UICC e pela ENETS;
- Clinicamente relevante devido ao seu valor prognóstico (55,97,102).
- Este valor está próximo do diâmetro médio das FNEP-NF ressecadas, uma vez que metade (30 a 65%) das FNEP-NF têm um diâmetro ≤2 cm (55,96,99).

Com base nestas séries cirúrgicas, é possível estimar a taxa de metástases nos gânglios linfáticos (como fator preditivo da agressividade do tumor) em cerca de 10% e a probabilidade de um grau G2/G3 em 15-20% para NNEP-NF ≤ 2 cm. No entanto, este tamanho, medido por exame macroscópico, pode ser mais pequeno do que o medido por imagiologia, provavelmente devido à perda de hipervascularização arterial após a ressecção (103). Por outro lado, 2 séries mostraram que a ausência de sintomas (diagnóstico incidental) estava associada a uma maior probabilidade de "comportamento benigno" e a um melhor prognóstico (55,96). Finalmente, num estudo multicêntrico, a ausência de dilatação ductal (biliar e/ou pancreática) foi um fator independente associado a uma melhor sobrevivência sem recidiva (104).

I.6.6.2.1 Cirurgia pancreática para NNEP-NF :

***Princípios*:** **No** passado, a neoplasia neuroendócrina pancreática não funcionante era tratada por pancreatectomia "radical", combinando a ressecção parenquimatosa e a cura dos gânglios linfáticos: CPP ou pancreatectomia esquerda (PG) com ou sem esplenectomia. Atualmente, estes procedimentos são realizados com baixa mortalidade (2 a 5% após CPP, 1 a 3% após LP) em centros de grande volume, mas com morbilidade precoce que varia de 30 a 50% (105-107). Os resultados a longo prazo destes procedimentos são caracterizados por um risco de diabetes de novo que varia de 10 a 20% após a CPP e de 10 a 35% após a PG (108-110). O risco de insuficiência exócrina de novo que requer suplementação enzimática é maior após a CPP do que após o PG (em média 60% versus 10%, respetivamente) (111). A função pancreática a longo prazo tornou-se uma questão importante na decisão de ressecar NNEP-NF de baixo grau, particularmente em doentes com incidentaloma. Por esta razão, foram propostas *pancreatectomias poupadoras do parênquima* (PSP), principalmente enucleação (EN) e pancreatectomia central (CP), para limitar a perda da função pancreática induzida pela cirurgia. O risco de diabetes de novo é próximo de zero após EN e um máximo de 16% após PC, dependendo das características do parênquima e da extensão da ressecção(106,110). Após PC, o risco de insuficiência exócrina é inferior a 10%, o que é significativamente menor do que o observado após CPD (111). O risco de insuficiência exócrina após EN é próximo de zero (89,110). No entanto, a pancreatectomia poupando o parênquima da EPP tem duas limitações:

- Mortalidade não nula após EN (89,110) ou PC (106,112) devido a complicações cirúrgicas ou médicas;
- E uma morbilidade precoce pelo menos equivalente, se não superior, à da pancreatectomia "radical" (89,106,110,112).

As taxas médias de morbilidade são de cerca de 60% e 45% no CP e EN, comparadas com 50% e 30% no CPD e PG, respetivamente (89,106,110,111). Esta morbilidade deve-se principalmente à fístula pancreática, que ocorre mais frequentemente devido à proximidade do ducto pancreático principal na EN(88,90) e à presença de duas superfícies de corte pancreáticas na CP (106,112).

Que tipo de operação para a NNEP-NF?

I.6.6.2.2 Aspectos técnicos e funcionais :

No que respeita aos aspectos técnicos, a localização do tumor é importante. Os tumores localizados longe (> 2 mm) do ducto pancreático principal são adequados para a EN (88,90). Por outro lado, quando o tumor está mais próximo ou mesmo em contacto com o ducto pancreático principal, o risco de lesão ductal e de fístula pós-operatória desaconselha a EN e, por conseguinte, a excisão, incluindo a ressecção parenquimatosa (DPC, PG ou PC). A localização no parênquima pancreático (cefálica, central ou distal) deve ser tida em conta, consoante a idade e o estado geral do doente. Em particular, a CPD e a CP podem ser consideradas como casos de alto risco (indivíduos idosos ou com comorbilidades) e, pelo contrário, a PG é mais bem tolerada (107, 108). Em termos de resultados funcionais a longo prazo, os melhores resultados da cirurgia poupadora (PSP) devem ser ponderados em relação à sua maior morbilidade precoce, particularmente no caso do PC para o qual a alternativa é o PG. Assim, os doentes submetidos a PSP devem estar suficientemente aptos para ultrapassar a maior morbilidade precoce da PSP(108). Além disso, os doentes jovens com uma longa esperança de vida têm maior probabilidade de beneficiar da PSP do que os doentes idosos. Globalmente, a avaliação do equilíbrio entre os benefícios e os riscos destas operações para a NNEP-NF, deve ter em conta todos estes aspectos técnicos, mas também a idade e o estado geral(108,113).Por exemplo, um pequeno tumor cefálico (<2 cm) distante (> 2 mm) do ducto pancreático principal deve idealmente ser enucleado para evitar as desvantagens da CPP, particularmente num doente de alto risco. Por outro lado, um tumor pequeno (<2 cm) em contacto com o ducto pancreático principal não é adequado para a EN e pode ser ressecado por um PG curto quando está localizado na cauda, ou por PC quando é istmocorporal.

1.6.6.2.3 Aspectos oncológicos :

A PSP não inclui a curetagem de gânglios linfáticos, mas é possível a colheita de gânglios linfáticos. Num estudo retrospetivo, a dissecção linfonodal foi analisada em 25% das PSP em comparação com 97% das pancreatectomias standard (113). Assim, o valor oncológico da PSP é altamente debatido e estes procedimentos só se justificam para o PNNEP pequeno (<2 cm) e de baixo grau, que acarreta um baixo risco de metástases linfonodais e uma elevada probabilidade de cura esperada. Os factores histo-prognósticos para o PNNEP ≤ 2 cm sugerem que, para este subgrupo de tumores, a PSP é adequada e que, pelo contrário, a pancreatectomia radical é um "tratamento excessivo" em cerca de 90% dos doentes. Parece possível propor a PSP para todos os NNEP-NF $\leq$ 2 cm com uma apresentação favorável (sem sintomas, sem dilatação ductal, sem metástases linfáticas ou hepáticas detectáveis). Alguns autores sugeriram um limiar de tamanho inferior, entre 1 cm e 1,7 cm (42-45). Provavelmente não existe um limiar discriminatório único em termos de tamanho e outros critérios, incluindo o grau, se disponível, são importantes. No entanto, a ideia geral é evitar o tratamento excessivo com cirurgia em doentes assintomáticos, que têm frequentemente mais de 60 anos de idade (114), e particularmente em casos de localização cefálica.

1.6.6.2.4 A observação como alternativa à ressecção em pequenos NNEP-NF

Devido aos riscos precoces e às consequências a longo prazo da pancreatectomia, o paradigma de ressecção de rotina para cada NNEP-NF foi recentemente reconsiderado, particularmente para tumores pequenos e assintomáticos (inci- dentalomas). No entanto, esta abordagem requer uma caraterização exacta do tumor e uma avaliação precisa da relação benefício/risco, tendo em conta a localização do tumor e o estado geral do doente.

I.6.7 Ressecção alargada para tumores localmente avançados :

As NETs gástricas ou principalmente pancreáticas NNEP-NF podem ser grandes e invadir órgãos vizinhos. Em particular, podem envolver os vasos circundantes ou ser responsáveis pela extensão endovascular, conduzindo a trombos tumorais. Os critérios de ressecabilidade para as NNEP-NF são menos restritivos do que para o adenocarcinoma, pelo que se pode frequentemente tentar uma ressecção inicial destes tumores localmente avançados (96). A sobrevivência após a ressecção não é afetada pelo envolvimento microscópico das margens de ressecção (101,115) e a sobrevivência aos 5 anos é de aproximadamente 50% após uma ressecção radical extensa de PNNEP localmente avançado (96). O papel da terapia neoadjuvante, utilizando quimioterapia sistémica ou PRRT (85), ainda está a ser avaliado.

I.6.8 Cirurgia de GEP NNE com metástases hepáticas :

A cirurgia foi também considerada como uma "referência" a oferecer sempre que possível aos doentes com NNE metastático (75). Esta abordagem foi justificada pelos resultados de grandes estudos retrospectivos de um único centro (84) ou de grandes bases de dados multicêntricas (116), que relataram uma melhor sobrevivência após a ressecção do tumor primário ou das metástases hepáticas, se possível, ou de ambos. Quando não é necessária uma hepatectomia maior, a ressecção das metástases hepáticas pode ser efectuada no mesmo estádio que a ressecção do tumor primário, se não num segundo estádio (117). A cirurgia hepática pode ser facilitada pela utilização de técnicas ablativas (ablação por radiofrequência, micro-ondas) para lesões profundas <3 cm (118). Esta abordagem pode ser efectuada com uma mortalidade inferior a 5% e uma sobrevivência global de 80% aos 5 anos, mas com um risco de 50% de recorrência hepática devido a envolvimento microscópico não reconhecido na altura da cirurgia. Para limitar o risco de recorrência, a avaliação pré-operatória da extensão hepática e extra-hepática deve utilizar a RM com sequências ponderadas em difusão(119) e provavelmente Pet Ga 68 (94). É também importante limitar as indicações para hepatectomia a tumores bem diferenciados e de baixo grau (G1 e G2 baixo). O papel do tratamento neoadjuvante com quimioterapia sistémica está atualmente a ser avaliado (120). Quando a doença hepática é irressecável, alguns autores sugeriram a ressecção do tumor primário para melhorar a sobrevivência (84,85), evitar complicações a longo prazo relacionadas com o tumor primário e, em seguida, concentrar-se no tratamento do local do fígado. Esta abordagem é altamente controversa, uma vez que não existem estudos comparativos prospectivos disponíveis (121). No entanto, é frequentemente utilizada para tumores do intestino delgado, que podem ser complicados por AIO em até 25% dos casos, e mais raramente para tumores pancreáticos distais (121). No caso de primitivos pancreáticos cefálicos, a realização de CPP normalmente impede a ressecção hepática extensa simultânea e também aumenta as complicações sépticas de qualquer terapia hepática subsequente (ressecção, ablação ou embolização) devido à contaminação bacteriana da árvore biliar acima da anastomose hepático-jejunal (122). Excecionalmente, as metástases hepáticas bi-obares difusas de GEP NNE podem ser tratadas por hepatectomia total e transplante hepático. Os resultados mais favoráveis a longo prazo são obtidos em doentes jovens com um tumor primário de baixo grau previamente ressecado e uma carga tumoral limitada que resulta numa hepatomegalia moderada (123).

I.7 A abordagem multidisciplinar da gestão das NNED :

O tratamento ótimo da neoplasia neuroendócrina (NNE) exige uma abordagem multidisciplinar, envolvendo especialistas de várias áreas, como a cirurgia, a oncologia médica, a radiologia, a patologia e a medicina nuclear. A importância de abordagens multidisciplinares na gestão da NNE D, com contribuições essenciais de cada disciplina, é a única garantia de uma gestão de qualidade.

1.7.1 O papel da cirurgia :

A cirurgia continua a ser o tratamento de eleição para muitas NNED, sobretudo para os tumores localizados e funcionais. Os procedimentos cirúrgicos, como a ressecção do tumor, a linfadenectomia e a cirurgia de citorredução hepática, têm por objetivo remover os tumores primários e as metástases, quando adequado (124). Foram também desenvolvidas abordagens cirúrgicas minimamente invasivas, como a laparoscopia e a robótica, para reduzir a morbilidade pós-operatória (125).

1.7.2 O papel da Oncologia Médica :

Os tratamentos médicos, como a quimioterapia, a terapia dirigida e a terapia com radionuclídeos, constituem o armamentário oncológico utilizado no tratamento das NNED. Os oncologistas médicos são responsáveis pela gestão destes tratamentos, tendo em conta a natureza histológica das NNED, o seu grau de diferenciação, a sua funcionalidade e a presença de metástases (17). Além disso, novas terapias orientadas, como a inibição da angiogénese e das vias de sinalização, mostraram resultados promissores em ensaios clínicos recentes (126).

1.7.3 O papel da patologia :

Uma avaliação patológica exacta é crucial para o diagnóstico e a classificação da NNE. Os patologistas determinam o grau de diferenciação, avaliam a proliferação celular e identificam marcadores imuno-histoquímicos específicos. Uma classificação histológica exacta é essencial para orientar as decisões terapêuticas (127).

I.7.4 O papel da radiologia e da medicina nuclear :

A imagiologia médica desempenha um papel fundamental no diagnóstico, estadiamento, acompanhamento e avaliação da resposta ao tratamento das NNED. A TAC, a RMN, a cintigrafia com somatostatina e a tomografia por emissão de positrões (PET) com somatostatina são modalidades de imagem frequentemente utilizadas para visualizar as lesões e avaliar a sua extensão (128). Além disso, na era da teranóstica, a medicina nuclear oferece opções terapêuticas inovadoras, como a radioterapia metabólica baseada em radionuclídeos PRRT, como o 177 Lu- DOTATATE (129-131).

Bibliografia

1. Lubarsch O. Ueber den primaren Krebs des Ileum nebst Bemerkungen über das gleichzeitige Vor- kommen von Krebs und Tuberculose. Archiv f pathol Anat. Fev 1888;111(2):280-317.

2. Drozdov I, Modlin IM, Kidd M, Goloubinov VV. Nikolai Konstantinovich Kulchitsky (1856-1925). J Med Biogr. Fev. 2009;17(1):47-54.

3. JP SAINT ANDRÉ. Anatomie pathologique des tumeurs neuro-endocrines. e-mémoires de l'Académie Nationale de Chirurgie; 2003.

4. Arthur N'Golet. Células endócrinas da mucosa gástrica: uma revisão da literatura [Internet]. 2013. Disponível em: https://dumas.ccsd.cnrs.fr/dumas-00833203

5. Moertel CG, Sauer WG, Dockerty MB, Baggenstoss AH. História de vida do tumor carcinoide do intestino delgado. Cancer. 1961;14:901-12.

6. Moertel CG. Palestra em memória de Karnofsky. Uma odisseia na terra dos pequenos tumores. JCO. outubro de 1987;5(10):1502-22.

7. Howe JR. Tumores carcinóides: passado, presente e futuro. Indian J Surg Oncol. junho de 2020;11(2):182-7.

8. Bussolati G. C e APUD Cells and Endocrine Tumours (Células C e APUD e Tumores Endócrinos). O laboratório de Pearse nos anos 1965-1969: uma recordação pessoal. Endocr Pathol. junho de 2014;25(2):133-40.

9. De Mestier L, Lepage C, Baudin E, Coriat R, Courbon F, Couvelard A, et al. Neoplasias Neuroendócrinas Digestivas (NEN): Directrizes de prática clínica do Intergrupo Francês para o diagnóstico, tratamento e acompanhamento (SNFGE, GTE, RENATEN, TENPATH, FFCD, GERCOR, UNICANCER, SFCD, SFED, SFRO, SFR). Digestive and Liver Disease. maio de 2020;52(5):473-92.

10. Vincent Hautefeuille. Características clínicas e avaliação pré-terapêutica das neoplasias neuroendócrinas digestivas. 2020;

11. Parikh A, Thevenin C. Fisiologia, Controlo Hormonal Gastrointestinal. In: StatPearls [Internet]. Treasure Island (FL): StatPearls Publishing; 2024 [citado em 10 de fevereiro de 2024]. Disponível em: http://www.ncbi.nlm.nih.gov/books/NBK537284/

12. Fothergill LJ, Furness JB. Diversidade de células enteroendócrinas investigadas a nível celular e subcelular: a necessidade de um novo esquema de classificação. Histochem Cell Biol. Dez 2018;150(6):693-702.

13. Latorre R, Sternini C, De Giorgio R, Greenwood-Van Meerveld B. Células enteroendócrinas: uma revisão do seu papel na comunicação cérebro-intestino. Neurogastroenterology Motil. maio de 2016;28(5):620-30.

14. Seino Y, Fukushima M, Yabe D. GIP e GLP-1, as duas hormonas incretinas: semelhanças e diferenças. J Diabetes Investig. 22 de abril de 2010;1(1-2):8-23.

15. Martini F, Timmons MJ, Tallitsch RB. Anatomia humana. 7ª ed. Boston: Pearson Benjamin Cummings; 2012. 870 p.

16. Modlin IM, Oberg K, Chung DC, Jensen RT, De Herder WW, Thakker RV, et al. Gastroenteropancreatic neuroendocrine tumours. The Lancet Oncology. janeiro de 2008;9(1):61-72.

17. Oberg K, Knigge U, Kwekkeboom D, Perren A. Tumores neuroendócrinos gastro-entero-pancreáticos: Directrizes de Prática Clínica da ESMO para o diagnóstico, tratamento e acompanhamento. Annals of Oncology. outubro de 2012;23:vii124-30.

18. Rindi G, Klimstra DS, Abedi-Ardekani B, Asa SL, Bosman FT, Brambilla E, et al. Um quadro de classificação comum para neoplasias neuroendócrinas: uma proposta de consenso de peritos da Agência Internacional de Investigação do Cancro (IARC) e da Organização Mundial de Saúde (OMS). Patologia Moderna. Dez 2018;31(12):1770-86.

19. Philippe Ruszniewski. Tumores neuroendócrinos pancreáticos. POST'U (2019). 2020;

20. Rindi G, Mete O, Uccella S, Basturk O, La Rosa S, Brosens LAA, et al. Visão geral da classificação de neoplasias neuroendócrinas da OMS de 2022. Endocr Pathol. março de 2022;33(1):115-54.

21. Van Velthuysen MF, Couvelard A, Rindi G, Fazio N, Horsch D, Nieveen Van Dijkum EJ, et al. Relatório padronizado (sinóptico) ENETS para patologia de tumores neuroendócrinos. J Neuroendocrinology. março de 2022;34(3):e13100.

22. Mete O. Edição especial sobre a classificação da OMS de 2022 para tumores endócrinos e neuroendócrinos: uma nova cartilha para a prática da patologia endócrina. Endocr Pathol. março de 2022;33(1):1-2.

23. Juhlin CC, Zedenius J, Hoog A. Neoplasias neuroendócrinas metastáticas de origem desconhecida: pistas do exame anatomopatológico. Cancros. 28 de abril de 2022;14(9):2210.

24. zammouchi Asma. factores histopronósticos nos tumores neuroendócrinos digestivos. tese. université Saad Dahleb Blida; 2023.

25. Dasari A, Shen C, Halperin D, Zhao B, Zhou S, Xu Y, et al. Tendências na Incidência, Prevalência e Resultados de Sobrevivência em Pacientes com Tumores Neuroendócrinos nos Estados Unidos. JAMA Oncol. 1 de outubro de 2017;3(10):1335.

26. Nagtegaal ID, Odze RD, Klimstra D, Paradis V, Rugge M, Schirmacher P, et al. A classificação da OMS de 2019 para os tumores do sistema digestivo. Histopatologia. Jan 2020;76(2):182-8.

27. Couvelard A, Scoazec JY. Síndromes de predisposição para tumores neuroendócrinos gastroenteropancreáticos e torácicos. Annales de Pathologie. abril de 2020;40(2):120-33.

28. Modlin IM, Oberg K, Chung DC, Jensen RT, De Herder WW, Thakker RV, et al.

Gastroenteropancreatic neuroendocrine tumours. The Lancet Oncology. janeiro de 2008;9(1):61-72.

29. Hauso O, Gustafsson BI, Kidd M, Waldum HL, Drozdov I, Chan AKC, et al. Neuroendocrine tumor epidemiology: Contrasting Norway and North America. Cancer. 15 Nov 2008;113(10):2655-64.

30. Yao JC, Hassan M, Phan A, Dagohoy C, Leary C, Mares JE, et al. One Hundred Years After "Carcinoid": Epidemiology of and Prognostic Factors for Neuroendocrine Tumors in 35,825 Cases in the United States. JCO. 20 de junho de 2008;26(18):3063-72.

31. Das S, Dasari A. Epidemiologia, Incidência e Prevalência de Neoplasias Neuroendócrinas: Existem Diferenças Globais? Curr Oncol Rep. Abr 2021;23(4):43.

32. Fraenkel M, Kim MK, Faggiano A, Valk GD. Epidemiologia dos tumores neuroendócrinos gastroenteropancreáticos. Melhores Práticas e Investigação em Gastroenterologia Clínica. dez 2012;26(6):691-703.

33. Hemminki K, Li X. Incidence trends and risk factors of carcinoid tumors: A nationwide epidemiologic study from Sweden. Cancer. 15 de outubro de 2001;92(8):2204-10.

34. Tsai HJ, Wu CC, Tsai CR, Lin SF, Chen LT, Chang JS. The Epidemiology of Neuroendocrine Tumors in Taiwan: A Nation-Wide Cancer Registry-Based Study (Epidemiologia dos tumores neuroendócrinos em Taiwan: um estudo nacional baseado no registo de cancro). Gorlova OY, editor. PLoS ONE. 22 de abril de 2013;8(4):e62487.

35. McCullough ML, Jacobs EJ, Shah R, Campbell PT, Wang Y, Hartman TJ, et al. Consumo de carne e risco de cancro do pâncreas entre homens e mulheres no Cancer Prevention Study-II Nutrition Cohort. Cancer Causes Control. Jan 2018;29(1):125-33.

36. Field RW, Withers BL. Causas ocupacionais e ambientais do cancro do pulmão. Clin Chest Med. Dez 2012;33(4):681-703.

37. Xu Z, Wang L, Dai S, Chen M, Li F, Sun J, et al. Tendências Epidemiológicas e Fatores Associados à Sobrevivência Geral para Pacientes com Tumores Neuroendócrinos Gastroenteropancreáticos nos Estados Unidos. JAMA Netw Open. 23 de setembro de 2021;4(9):e2124750.

38. Grupo de Estudo do Projeto JNETS, Masui T, Ito T, Komoto I, Uemoto S. Epidemiologia recente de pacientes com neoplasias neuroendócrinas gastro-entero-pancreáticas (GEP-NEN) no Japão: um estudo de base populacional. BMC Cancer. Dez 2020;20(1):1104.

39. Grozinsky-Glasberg S, Davar J, Hofland J, Dobson R, Prasad V, Pascher A, et al. European Neuroendocrine Tumor Society (ENETS) 2022 Guidance Paper for Carcinoid Syndrome and Carcinoid Heart Disease. J Neuroendocrinology. julho de 2022;34(7):e13146.

40. Zhang C, Huang Y, Long J, Yao X, Wang J, Zang S, et al. Serum chromogranin A for the diagnosis of gastroenteropancreatic neuroendocrine neoplasms and its association with tumor expression. Oncol Lett [Internet]. 5 dez 2018 [citado 24 set 2023]; Disponível em: http://www.spandidos- publications.com/10.3892/ol.2018.9795

41. Frilling A, Âkerstrõm G, Falconi M, Pavel M, Ramos J, Kidd M, et al. Doença do tumor neuroendócrino: uma paisagem em evolução. Cancro relacionado com o sistema endócrino. outubro de 2012;19(5):R163-85.

42. Âkerstrõm G, Hellman P, Hessman O. Midgut carcinoid tumours: surgical treatment and prognosis. Best Practice & Research Clinical Gastroenterology, outubro de 2005;19(5):717-28.

43. Lawrence B, Gustafsson BI, Chan A, Svejda B, Kidd M, Modlin IM. A Epidemiologia dos Tumores Neuroendócrinos Gastroentero-pancreáticos. Clínicas de Endocrinologia e Metabolismo da América do Norte. março de 2011;40(1):1-18.

44. Granberg D, Wilander E, Stridsberg M, Granerus G, Skogseid B, Oberg K. Sintomas clínicos, perfis hormonais, tratamento e prognóstico em pacientes com carcinóides gástricos. Gut. 1998;43:223-8.

45. Jensen EH, Kvols L, McLoughlin JM, Lewis JM, Alvarado MD, Yeatman T, et al. Biomarcadores prevêem resultados após cirurgia citorredutora para metástases hepáticas de tumores carcinóides funcionais. Ann Surg Oncol. fevereiro de 2007;14(2):780-5.

46. Pavel M, O"Toole D, Costa F, Capdevila J, Gross D, Kianmanesh R, et al. Atualização das Directrizes de Consenso da ENETS para a Gestão da Doença Metastática Distante de Neoplasias Neuroendócrinas Intestinais, Pancreáticas, Brônquicas (NEN) e NEN de Local Primário Desconhecido. Neuroendocrinology. 2016;103(2):172-85.

47. Banck MS, Kanwar R, Kulkarni AA, Boora GK, Metge F, Kipp BR, et al. The genomic landscape of small intestine neuroendocrine tumors. J Clin Invest. 3 de junho de 2013;123(6):2502-8.

48. ^{68}Ruf J, Heuck F, Schiefer J, Denecke T, Elgeti F, Pascher A, et al. Impacto do Ga-DOTATOC-PET/CT multifásico na gestão da terapia em doentes com tumores neuroendócrinos. Neuroendocrinology. 2010;91(1):101-9.

49. Sundin A. Imagens radiológicas e de medicina nuclear de tumores neuroendócrinos gastroenteropancreáticos. Melhores Práticas e Pesquisa em Gastroenterologia Clínica. dez 2012;26(6):803-18.

50. Pirasteh A, Lovrec P, Bodei L. Imagiologia de tumores neuroendócrinos: Uma revisão pictórica do valor clínico de diferentes modalidades de imagem. Rev Endocr Metab Disord. Sept 2021;22(3):539-52.

51. Zhao Q, Dong A, He T, Zuo C. Imagem PET do recetor de somatostatina no tumor neuroendócrino pancreático difuso. Clin Nucl Med. maio de 2023;48(5):453-6.

52. Prosperi D, Gentiloni Silveri G, Panzuto F, Faggiano A, Russo V, Caruso D, et al. Nuclear Medicine and Radiological Imaging of Pancreatic Neuroendocrine Neoplasms: A Multidisciplinary Update. JCM. 18 Nov 2022;11(22):6836.

53. Danti G, Flammia F, Matteuzzi B, Cozzi D, Berti V, Grazzini G, et al. Neoplasias neuroendócrinas gastrointestinais (GI-NENs): tópicos importantes em imagens morfológicas, funcionais e prognósticas. Radiol med. Dez 2021;126(12):1497-507.

54. Duan H, Iagaru A. Diagnóstico de Tumor Neuroendócrino. PET Clinics. abril de 2023;18(2):259-66.

55. Bettini R, Partelli S, Boninsegna L, Capelli P, Crippa S, Pederzoli P, et al. Tumor size correlates with malignancy in nonfunctioning pancreatic endocrine tumor. Surgery. Jul 2011;150(1):75-82.

56. Rindi G, Kloppel G, Alhman H, Caplin M, Couvelard A, De Herder WW, et al. TNM staging of foregut (neuro)endocrine tumors: a consensus proposal including a grading system. Virchows Arch. outubro de 2006;449(4):395-401.

57. Organização Mundial de Saúde, Agência Internacional para a Investigação do Cancro, editores. Classificação da OMS dos tumores dos órgãos endócrinos. 4.ª ed. Lyon: Agência Internacional para a Investigação do Cancro; 2017. (Classificação de tumores da Organização Mundial da Saúde).

58. Busico A, Maisonneuve P, Prinzi N, Pusceddu S, Centonze G, Garzone G, et al. Neoplasias neuroendócrinas gastroenteropancreáticas de alto grau: Histologia e análise molecular, duas faces da mesma moeda. Neuroendocrinology. 2020;110(7-8):616-29.

59. Figueiredo MN, Maggiori L, Gaujoux S, Couvelard A, Guedj N, Ruszniewski P, et al. Cirurgia para tumores neuroendócrinos do intestino delgado: Existe algum benefício da abordagem laparoscópica? Surg Endosc. maio de 2014;28(5):1720-6.

60. de Mestier. de Mestier L, Walter T, Hadoux S, Cros J, Deguelte S, Gaujoux S, Hautefeuille V, Imperiale A, Laboureau S, Perrier M, Ronot M, Lepage C, Goichot B, Bouché O, Cadiot G. "Neoplasies Neuroendocrines Digestives". Thésaurus National de Cancérologie Digestive, novembro de 2023, [http://www.tncd.org]. 2023.

61. Eriksson B, Kloppel G, Krenning E, Ahlman H, Plockinger U, Wiedenmann B, et al. Consensus Guidelines for the Management of Patients with Digestive Neuroendocrine Tumors - Well-Differentiated Jejunal-Ileal Tumor/Carcinoma. Neuroendocrinology. 2008;87(1):8-19.

62. Elias D, Debaere T, Roche A, Bonvallot S, Lasser P. As embolizações selectivas pré-operatórias da veia porta são um meio eficaz de alargar as indicações da hepatectomia major no fígado normal e lesionado. Hepatogastroenterologia. 1998;45(19):170-7.

63. Adam R, Laurent A, Azoulay D, Castaing D, Bismuth H. Two-Stage Hepatectomy: A Planned Strategy to Treat Irresectable Liver Tumors: Annals of Surgery. Dez 2000;232(6):777-85.

64. Gough I. **Endocrine Surgery. A Companion to Specialist Surgical Practice**. ANZ Journal of Surgery. maio de 2002;72(5):381-381.

65. Sorbye H, Welin S, Langer SW, Vestermark LW, Holt N, Osterlund P, et al. Factores preditivos e prognósticos para tratamento e sobrevivência em 305 doentes com carcinoma neuroendócrino gastrointestinal avançado (OMS G3): O estudo NORDIC NEC. Annals of Oncology. Jan. 2013;24(1):152-60.

66. Ilett E, Langer S, Olsen I, Federspiel B, Kjær A, Knigge U. Carcinomas neuroendócrinos do sistema gastroenteropancreático: uma revisão abrangente. Diagnostics. 8 Abr 2015;5(2):119-76.

67. Lloyd RV, Osamura RY, Kloppel G, Rosai J. Classificação da OMS dos tumores dos órgãos endócrinos Classificação da OMS dos tumores, 4ª edição, Volume 10. In: Classificação da OMS dos tumores dos órgãos endócrinos 4ª edição Organização Mundial de Saúde, Agência Internacional de Investigação do Cancro, editores.

68. Rindi G, Luinetti O, Cornaggia M, Capella C, Solcia E. Três subtipos de carcinoide argirofílico gástrico e o carcinoma neuroendócrino gástrico: um estudo clinicopatológico. Gastroenterology. abril de 1993;104(4):994-1006.

69. O'Toole D, Delle Fave G, Jensen RT. Tumores neuroendócrinos gástricos e duodenais. Melhores Práticas e Investigação em Gastroenterologia Clínica. dez 2012;26(6):719-35.

70. Ruszniewski P, Delle Fave G, Cadiot G, Komminoth P, Chung D, Kos-Kudla B, et al. Well-Differentiated Gastric Tumors/Carcinomas. Neuroendocrinology. 2006;84(3):158-64.

71. Borch K, Ahrén B, Ahlman H, Falkmer S, Granérus G, Grimelius L. Gastric Carcinoids: Biologic Behavior and Prognosis After Differentiated Treatment in Relation to Type. Annals of Surgery. julho de 2005;242(1):64-73.

72. Sok C, Ajay PS, Tsagkalidis V, Kooby DA, Shah MM. Gestão de tumores neuroendócrinos gástricos: uma revisão. Ann Surg Oncol. março de 2024;31(3):1509-18.

73. Ahmed M. Tumores neuroendócrinos gastrointestinais em 2020. WJGO. 15 de agosto de 2020;12(8):791-807.

74. Berge T, Linell F. Carcinoid tumours. Frequência numa população definida durante um período de 12 anos. Ata Pathol Microbiol Scand A. julho de 1976;84(4):322-30.

75. O'Toole D, Kianmanesh R, Caplin M. Directrizes de consenso da ENETS 2016 para a gestão de doentes com tumores neuroendócrinos digestivos: uma atualização. Neuroendocrinology. 2016;103(2):117-8.

76. Landry CS, Lin HY, Phan A, Charnsangavej C, Abdalla EK, Aloia T, et al. A ressecção de gânglios linfáticos mesentéricos em risco está associada a uma melhor sobrevivência em doentes com tumores neuroendócrinos do intestino delgado. World J Surg. Jul 2013;37(7):1695-700.

77. Motz BM, Lorimer PD, Boselli D, Hill JS, Salo JC. Linfadenectomia ideal em tumores neuroendócrinos do intestino delgado: análise do NCDB. J Gastrointest Surg. Jan 2018;22(1):117-23.

78. Makridis C, Oberg K, Juhlin C, Rastad J, Johansson H, Lorelius LE, et al. Surgical treatment of mid-gut carcinoid tumors. World j cirurg. maio de 1990;14(3):377-83.

79. Guo Z, Li Q, Wilander E, Ponton J. Clonality analysis of multifocal carcinoid tumours of the small intestine by X-chromosome inactivation analysis. J Pathol. Jan 2000;190(1):76-9.

80. Ohrvall U, Eriksson B, Juhlin C, Karacagil S, Rastad J, Hellman P, et al. Method for Dissection of Mesenteric Metastases in Mid-gut Carcinoid Tumors. World j cirurg. nov 2000;24(11):1402-8.

81. Kidd M, Modlin IM. Pathobiologia das células neuroendócrinas do intestino delgado:

tumores "carcinóides". Opinião Atual em Oncologia. Jan. 2011;23(1):45-52.

82. Harvey JN, Denyer ME, DaCosta P. Infarto intestinal causado por esclerose vascular elástica associada a carcinoide: apresentação precoce de um pequeno tumor carcinoide ileal. Gut. 1 de maio de 1989;30(5):691-4.

83. Vinik AI, McLeod MK, Fig LM, Shapiro B, Lloyd RV, Cho K. Características clínicas, diagnóstico e localização de tumores carcinóides e seu manejo. Gastroenterol Clin North Am. 1989.

84. Hüttner FJ, Schneider L, Tarantino I, Warschkow R, Schmied BM, Hackert T, et al. Ressecção paliativa do tumor primário em 442 tumores neuroendócrinos do pâncreas com metástases: uma análise de sobrevivência baseada na população e com pontuação de propensão. Langenbecks Arch Surg. agosto de 2015;400(6):715-23.

85. Partelli S, Bertani E, Bartolomei M, Perali C, Muffatti F, Grana CM, et al. Terapia com radionuclídeos de receptores de péptidos como terapia neoadjuvante para neoplasias neuroendócrinas pancreáticas ressecáveis ou potencialmente ressecáveis. Cirurgia. abril de 2018;163(4):761-7.

86. Gouya H, Vignaux O, Augui J, Dousset B, Palazzo L, Louvel A, et al. CT, Sonografia Endoscópica, e um Protocolo Combinado para Avaliação Pré-operatória de Insulinomas Pancreáticos. American Journal of Roentgenology. outubro de 2003;181(4):987-92.

87. Nikfarjam M, Warshaw AL, Axelrod L, Deshpande V, Thayer SP, Ferrone CR, et al. Improved Contemporary Surgical Management of Insulinomas: A 25-year Experience at the Massachusetts General Hospital. Annals of Surgery. janeiro de 2008;247(1):165-72.

88. Brient C, Regenet N, Sulpice L, Brunaud L, Mucci-Hennekine S, Carrère N, et al. Factores de risco para a fistulização pancreática pós-operatória subsequente à enucleação. J Gastrointest Surg. oct 2012;16(10):1883-7.

89. Faitot F, Gaujoux S, Barbier L, Novaes M, Dokmak S, Aussilhou B, et al. Reavaliação das enucleações pancreáticas: uma experiência de centro único de 126 procedimentos. Surgery. Jul 2015;158(1):201-10.

90. Heeger K, Falconi M, Partelli S, Waldmann J, Crippa S, Fendrich V, et al. Aumento da taxa de fístula pancreática clinicamente relevante após enucleação profunda de pequenos tumores pancreáticos. Langenbecks Arch Surg. março de 2014;399(3):315-21.

91. Barthet M, Giovannini M, Lesavre N, Boustiere C, Napoleon B, Koch S, et al. Ablação por radiofrequência guiada por ultrassom endoscópico para tumores neuroendócrinos pancreáticos e neoplasias císticas pancreáticas: um estudo multicêntrico prospetivo. Endoscopia. Set 2019;51(09):836-42.

92. Dqbkowski K, Gajewska P, Walter K, Londzin-Olesik M, Biatek A, Andrysiak-Mammos E, et al. Ablação de insulinoma com etanol guiada por EUS com sucesso, seguimento de quatro anos. Relato de caso e revisão da literatura. Endokrynologia Polska. 10 de agosto de 2017;68(4):472-9.

93. Norton JA, Fraker DL, Alexander HR, Gibril F, Liewehr DJ, Venzon DJ, et al. Surgery Increases Survival in Patients With Gastrinoma. Annals of Surgery. setembro de

2006;244(3):410-9.

94. [6818]Partelli S, Rinzivillo M, Maurizi A, Panzuto F, Salgarello M, Polenta V, et al. The Role of Combined Ga-DOTANOC and FDG PET/CT in the Management of Patients with Pancreatic Neuroendocrine Tumors. Neuroendocrinology. 2014;100(4):293-9.

95. Bartsch DK, Waldmann J, Fendrich V, Boninsegna L, Lopez CL, Partelli S, et al. Impacto da linfadenectomia na sobrevivência após cirurgia para gastrinoma esporádico. British Journal of Surgery. 2 de agosto de 2012;99(9):1234-40.

96. Birnbaum DJ, Gaujoux S, Cherif R, Dokmak S, Fuks D, Couvelard A, et al. Sporadic nonfunctioning pancreatic neuroendocrine tumors: Prognostic significance of incidental diagnosis. Surgery. Jan 2014;155(1):13-21.

97. Scarpa A, Mantovani W, Capelli P, Beghelli S, Boninsegna L, Bettini R, et al. Pancreatic endocrine tumors: improved TNM staging and histopathological grading allow a clinically efficient prognostic stratification of patients. Modern Pathology. junho de 2010;23(6):824-33.

98. Kuo EJ, Salem RR. Análise em nível populacional de tumores neuroendócrinos pancreáticos com 2 cm ou menos de tamanho. Ann Surg Oncol. Set 2013;20(9):2815-21.

99. Haynes AB. Implications of Incidentally Discovered, Nonfunctioning Pancreatic Endocrine Tumors: Short-term and Long-term Patient Outcomes. Arch Surg. 1 de maio de 2011;146(5):534.

100. Bilimoria KY, Talamonti MS, Tomlinson JS, Stewart AK, Winchester DP, Ko CY, et al. Prognostic Score Predicting Survival After Resection of Pancreatic Neuroendocrine Tumors: Analysis of 3851 Patients. Annals of Surgery. março de 2008;247(3):490-500.

101. Fischer L, Bergmann F, Schimmack S, Hinz U, Prieβ S, Müller-Stich BP, et al. Resultado da cirurgia para neoplasias neuroendócrinas pancreáticas. British Journal of Surgery. 8 de setembro de 2014;101(11):1405-12.

102. Ellison TA, Wolfgang CL, Shi C, Cameron JL, Murakami P, Mun LJ, et al. Experiência de 26 anos de uma única instituição com tumores neuroendócrinos pancreáticos não funcionais: uma validação dos sistemas de estadiamento atuais e um novo nomograma prognóstico. Annals of Surgery. fevereiro de 2014;259(2):204-12.

103. Partelli S, Gaujoux S, Boninsegna L, Cherif R, Crippa S, Couvelard A, et al. Pattern and Clinical Predictors of Lymph Node Involvement in Nonfunctioning Pancreatic Neuroendocrine Tumors (NF- PanNETs). JAMA Surg. 1 Oct 2013;148(10):932.

104. Sallinen VJ, Le Large TYS, Tieftrunk E, Galeev S, Kovalenko Z, Haugvik SP, et al. Prognóstico de tumores neuroendócrinos pancreáticos não funcionais esporádicos ressecados pequenos (≤2 cm) - um estudo multi-institucional. HPB. março de 2018;20(3):251-9.

105. Farges O, Bendersky N, Truant S, Delpero JR, Pruvot FR, Sauvanet A. A Teoria e Prática da Cirurgia Pancreática em França. Anais de Cirurgia. nov 2017;266(5):797-804.

106. Iacono C, Verlato G, Ruzzenente A, Campagnaro T, Bacchelli C, Valdegamberi A, et al. Revisão sistemática da pancreatectomia central e meta-análise da pancreatectomia

central *versus* distal. British Journal of Surgery. 3 de maio de 2013;100(7):873-85.

107. Meguid RA, Ahuja N, Chang DC. What Constitutes a "High-Volume" Hospital for Pancreatic Resection? Journal of the American College of Surgeons. abril de 2008;206(4):622e1-9.

108. Cherif R, Gaujoux S, Couvelard A, Dokmak S, Vuillerme MP, Ruszniewski P, et al. ParenchymaSparing Resections for Pancreatic Neuroendocrine Tumors. J Gastrointest Surg. nov 2012;16(11):2045-55.

109. Falconi M, Mantovani W, Crippa S, Mascetta G, Salvia R, Pederzoli P. Insuficiência pancreática após diferentes ressecções de tumores benignos. British Journal of Surgery. 28 de dezembro de 2007;95(1):85-91.

110. Hüttner FJ, Koessler-Ebs J, Hackert T, Ulrich A, Büchler MW, Diener MK. Meta-análise do resultado cirúrgico após enucleação *versus* ressecção padrão para neoplasias pancreáticas. British Journal of Surgery. 14 de julho de 2015;102(9):1026-36.

111. Sabater L, Ausania F, Bakker OJ, Boadas J, Domínguez-Muñoz JE, Falconi M, et al. Directrizes baseadas em evidências para a gestão da insuficiência pancreática exócrina após cirurgia pancreática. Annals of Surgery. dec 2016;264(6):949-58.

112. Goudard Y, Gaujoux S, Dokmak S, Cros J, Couvelard A, Palazzo M, et al. Reavaliação da pancreatectomia central: uma experiência de 12 anos num único centro. JAMA Surg. 1 de abril de 2014;149(4):356.

113. Toste PA, Kadera BE, Tatishchev SF, Dawson DW, Clerkin BM, Muthusamy R, et al. Tumores neuroendócrinos pancreáticos não funcionais <2 cm em imagens pré-operatórias estão associados a uma baixa incidência de metástases nodais e uma excelente sobrevida geral. J Gastrointest Surg. dec 2013;17(12):2105-13.

114. Halfdanarson TR, Rabe KG, Rubin J, Petersen GM. Pancreatic neuroendocrine tumors (PNETs): incidence, prognosis and recent trend toward improved survival. Annals of Oncology. outubro de 2008;19(10):1727-33.

115. Pomianowska E, Gladhaug IP, Grzyb K, R0sok BI, Edwin B, Bergestuen DS, et al. Sobrevivência após ressecção de tumores endócrinos pancreáticos: importância do estatuto R e dos sistemas de classificação da OMS e TNM. Scandinavian Journal of Gastroenterology. agosto de 2010;45(7-8):971-9.

116. Franko J, Feng W, Yip L, Genovese E, Moser AJ. Non-functional Neuroendocrine Carcinoma of the Pancreas: Incidence, Tumor Biology, and Outcomes in 2,158 Patients. J Gastrointest Surg. março de 2010;14(3):541-8.

117. Kianmanesh R, Sauvanet A, Hentic O, Couvelard A, Lévy P, Vilgrain V, et al. Two-step Surgery for Synchronous Bilobar Liver Metastases From Digestive Endocrine Tumors: A Safe Approach for Radical Resection. Annals of Surgery. abril de 2008;247(4):659-65.

118. Elias D, Goéré D, Leroux G, Dromain C, Leboulleux S, De Baere Th, et al. Cirurgia hepática combinada e RFA para pacientes com tumores endócrinos gastroenteropancreáticos que apresentam mais de 15 metástases para o fígado. European Journal of Surgical Oncology (EJSO), outubro de 2009;35(10):1092-7.

119. [1]d'Assignies G, Couvelard A, Bahrami S, Vullierme MP, Hammel P, Hentic O, et al. Pancreatic Endocrine Tumors: Tumor Blood Flow Assessed with Perfusion CT Reflects Angiogenesis and Correlates with Prognostic Factors . Radiology. Fev. 2009;250(2):407-16.

120. Cloyd JM, Omichi K, Mizuno T, Kawaguchi Y, Tzeng CWD, Conrad C, et al. Fluorouracil pré-operatório, doxorrubicina e estreptozocina para o tratamento de metástases hepáticas neuroendócrinas pancreáticas. Ann Surg Oncol. junho de 2018; 25 (6): 1709-15.

121. Partelli S, Cirocchi R, Rancoita PMV, Muffatti F, Andreasi V, Crippa S, et al. Uma revisão sistemática e meta-análise sobre o papel da ressecção primária paliativa para neoplasia neuroendócrina pancreática com metástases hepáticas. HPB. março de 2018;20(3):197-203.

122. De Jong MC, Farnell MB, Sclabas G, Cunningham SC, Cameron JL, Geschwind JF, et al. Terapia dirigida ao fígado para metástases hepáticas em pacientes submetidos a pancreaticoduodenectomia: uma análise de centro duplo. Annals of Surgery. julho de 2010;252(1):142-8.

123. Le Treut YP, Grégoire E, Klempnauer J, Belghiti J, Jouve E, Lerut J, et al. Transplante de fígado para tumores neuroendócrinos na Europa - resultados e tendências na seleção de doentes: um estudo de 213 casos do Registo Europeu de Transplantes de Fígado. Annals of Surgery. maio de 2013;257(5):807-15.

124. Falconi M, Bartsch DK, Eriksson B, Kloppel G, Lopes JM, O'Connor JM, et al. Directrizes de consenso da ENETS para o tratamento de doentes com neoplasias neuroendócrinas digestivas do sistema digestivo: tumores pancreáticos não funcionais bem diferenciados. Neuroendocrinology. 2012;95(2):120-34.

125. Shamiyeh A. Ressecção laparoscópica de tumores neuroendócrinos gastrointestinais com contribuição especial de imagens de radionuclídeos. WJG. 2014;20(42):15608.

126. Delbaldo C, Faivre S, Dreyer C, Raymond E. Sunitinib em tumores neuroendócrinos pancreáticos avançados: últimas evidências e potencial clínico. Ther Adv Med Oncol. Jan 2012;4(1):9-18.

127. Assarzadegan N, Montgomery E. What is New in the 2019 World Health Organization (WHO) Classification of Tumors of the Digestive System: Review of Selected Updates on Neuroendocrine Neoplasms, Appendiceal Tumors, and Molecular Testing [O que há de novo na classificação de tumores do sistema digestivo da Organização Mundial de Saúde (OMS) de 2019: revisão de actualizações seleccionadas sobre neoplasias neuroendócrinas, tumores do apêndice e testes moleculares]. Arquivos de Patologia e Medicina Laboratorial. 1 de junho de 2021;145(6):664-77.

128. Hu X, Li D, Wang R, Wang P, Cai J. Comparação da aplicação de 18F-FDG e 68Ga-DOTATATE PET/CT em tumores neuroendócrinos: um estudo retrospetivo. Medicina. 12 de maio de 2023;102(19):e33726.

129. Adnan A, Basu S. PET-CT direcionado para o recetor de somatostatina e o seu papel na gestão e terapêutica de neoplasias neuroendócrinas gastroenteropancreáticas. Diagnósticos. 24 de junho de 2023;13(13):2154.

130. Harris PE, Zhernosekov K. A evolução da PRRT para o tratamento de tumores neuroendócrinos; o que vem a seguir? Front Endocrinol. 31 Oct 2022;13:941832.

131. Hofland J, Brabander T, Verburg FA, Feelders RA, De Herder WW. Terapia com radionuclídeos de receptores de peptídeos. The Journal of Clinical Endocrinology & Metabolism. 25 de novembro de 2022;107(12):3199-208.

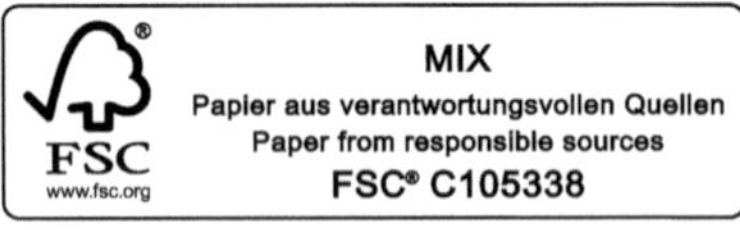

Printed by Books on Demand GmbH, Norderstedt / Germany